别让你的血管比你老

汪芳—— 著

科学技术文献出版社
SCIENTIFIC AND TECHNICAL DOCUMENTATION PRESS

·北京·

图书在版编目（CIP）数据

别让你的血管比你老 / 汪芳著. —北京：科学技术文献出版社，2018.7（2018.11重印）

ISBN 978-7-5189-4500-9

Ⅰ.①别… Ⅱ.①汪… Ⅲ.①血管—保健 Ⅳ.① R322.1

中国版本图书馆 CIP 数据核字（2018）第 110691 号

别让你的血管比你老

策划编辑: 王黛君	责任编辑: 张凤娇	责任校对: 文 浩	责任出版: 张志平

出　版　者　科学技术文献出版社

地　　　址　北京市复兴路15号　　邮编　100038

编　务　部　（010）58882938，58882087（传真）

发　行　部　（010）58882868，58882870（传真）

邮　购　部　（010）58882873

官　方　网　址　www.stdp.com.cn

发　行　者　科学技术文献出版社发行　全国各地新华书店经销

印　刷　者　北京地大彩印有限公司

版　　　次　2018 年 7 月第 1 版　2018 年 11 月第 2 次印刷

开　　　本　710×1000　1/16

字　　　数　252千

印　　　张　18.25

书　　　号　ISBN 978-7-5189-4500-9

定　　　价　48.00元

推荐序

我常说医生最大的价值不在于总跟疾病纠结在一起，而是能够让周围的人活得健康。传统意义上的医务工作者坐在医院里"等"患者，像汪芳教授这般能主动出击宣扬科普者并不多，但这确实很好地弥合了传统医生身上"防与治"的裂痕，值得学习和弘扬。

汪芳教授是临床医生，而且是用药专家，不过从她的著作中更多看到的是教导大众如何通过改善生活方式来防治疾病，甚至如何用最小剂量药物获得最优质疗效的综合个性化指导。可见《别让你的血管比你老》不但为广大心血管疾病患者提供了防治之法，对心血管专科医务工作者也有一定的指导意义。

好的科普书能让常见的疾病诊疗说教不再生硬，让读者愿意拿出时间认真阅读。《别让你的血管比你老》多以真实病例开篇，蕴含人生百态，回味无穷！汪芳教授认真记录医疗活动中的所见所闻，对其中的疑难点进行细致入微的总结，弘扬医德，彰显医技，既让读者了解心血管疾病的特点，同时也是在提醒大家——医学知识也是有温度的，有利于医患和谐。

同为心血管医疗工作者，读完此书，我非常感动，感动于作者的专业、细致和始终以患者为中心的从医理念。

心血管疾病专家、医学教育家

  在拍摄电影《你若安好》的时候，有幸结识了来自北京医院的心血管专家汪芳老师。汪老师作为我们电影剧组的医学顾问帮助我们审台词、提意见，也让我对她有了更深入的了解。她的认真、专业、专注和美丽的气质让大家印象深刻，同时也深深启发了我——真正的医学专家是如此优雅和职业！

  汪芳老师是个"有心之人"，这一点在她撰写的数百篇科普文章里彰显得淋漓尽致。汪老师始终站在普通人的角度，费心琢磨如何利用各种易懂的措辞解释专业知识，目的就是让没有医学背景的人也能够读懂。汪老师的新书《别让你的血管比你老》再一次深深打动我，她以日常的普通病例为模板，给予精准的医疗分析、温暖的人文关怀、健康的生活理念和积极的价值观念，字字句句渗透着她对每一个人的善意和爱护！

  医生是个非常伟大的职业，而汪老师为这个职业赋予了更美丽、更温情的注解。人生如戏，用爱演绎；生命如歌，用心倾唱。多一份对他人的理解，也多一份对自己的关怀，汪芳老师都做到了。

  值此，我也祝大家：一切安好！

青年演员

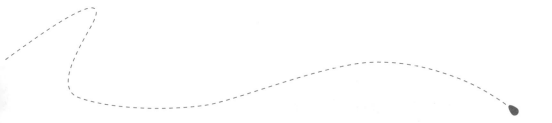

　　读心、懂心、走心的汪芳教授又出书了。临床工作如此繁重，却还不忘继续科普，我们都要向汪老师学习！多年前刚刚主持《养生堂》时就得到前辈真传，后来也有幸与汪老师一起做过多期"护心"的节目，养生归根结底是"养护血管"，无论是中医还是西医，各种方法都值得我们好好研究和总结。医路有你，真情相伴，谢谢汪老师的"健康宝典"。

北京电视台《养生堂》《我是大医生》主持人

自 序

写一本书，是为了让读者过上更健康、幸福、快乐的人生。

两年前，我写了第一本科普读物《汪芳说 血管清爽活百岁》。因为医务工作十分繁忙，而且正值在北京医院牵头开展药物临床试验评价工作，故而只能忙里偷闲整理文稿，最终花了近四个月的时间完成。记得在一次新闻发布会上，有细心的记者拿着那本书问我著书的心路历程，我说："我不是大文豪，也不是社会学家，写不出优美的词句，也不会有深刻的警醒之语，只是用自己的工作经历帮助那些渴望健康活着的人。医学是严谨的，对于非医学专业的人来说晦涩难懂，我衷心地希望能用自己通俗的语言来'翻译'各种心血管疾病的防治方法，帮助大家去伪存真，未雨绸缪，度过健康的人生。"

诚然，第一本科普读物耗费了我太多精力，以至于发行后的半年时间里，多家出版商再度找我商谈皆被婉拒。不过，我并没有因为繁重的临床工作而放松科普写作，"汪芳心视界"一如既往地每周与大家见面。群众的眼睛是雪亮的，辛苦的付出为我"赢"得了多个"科普"表彰，其中更多的是勉励，敦促我坚持下去，写出更多的科普读本。我记录门诊患者的各种疑问，也留心微信朋友圈里发布的心脑血管疾病预治知识，我发现有意无意的误导很多，大家的不解更多。同时，针对很多反复讲过的内容，仍然有大量的咨询。比如支架该不该放，降压药能不能停，他汀类药物是否伤肝，喝酒到底对心血管系统是否有害等。我扪心自问：这些老生常谈的内容不是讲过吗？看过一次就应该谨记，为什么还会有这么多质疑呢？

　　其实，这个现象不难解答，经过总结和深思后，我找出了答案。对于更多的患者而言，他们缺乏医学知识，加之受到外界不实信息的干扰，甚至一直秉承了一些错误的观念。无论健康人还是患者，当他们真正遇到需要解答的疑问时，且发现自己并不能找到答案，甚至对于某位"专家"的解答也不能完全信任，于是开始不胜其烦地询问。

　　既然大众真的需要明确、直白和简单易懂的医学解答，那么，作为一名医生就责无旁贷。直到 2017 年底，在朋友的建议和微友的鼓励下，我再度准备第二本书。我该从哪里入手呢？我翻看近两年写过的科普文章，发现文中有明显的"年轻化"趋势，这些信息触动了敏感的神经。我一下子想起曾到某学会论坛所做的报告："目前全国首位死亡原因——心脑血管疾病已经占到了 40%，而且年轻化趋势非常明显！"中青年人是国家的希望，肩负家庭和社会的双重重任，如果这部分人放松了对健康的警惕，后果不堪设想。于是，我决定重点关注这部分特定人群，开始整理和撰写，希望通过这本书引起广大中青年的注意。

　　求真务实、精益求精是我的人生信条。借整理文稿之机，查阅了很多资料，更新了部分数据。科普书籍最讲究通俗易懂，尤其是医学专业，所以，我注重每一期病例的描写。医学又是有温度的学科，与患者的每一次对话，每一次交流，都如同一段真实的影视记录。当我重温这些经历的时候，我不仅读出了跌宕起伏的病情，也听到了喜怒哀乐的故事，甚至从中还得到了感悟与升华，让我能够更加合理、高效地面对医疗工作，时刻提醒我把更多的人文关怀送给每一位患者。

　　洋洋洒洒十几万字终于完成了。我发现自己原来是一个渴望表达的人，愿意用亲身经历、所学所悟去影响更多的人。当下慢性病高发，生活压力过大，我眼里的每一位朋友，无论健康与否都面临着或轻或重的疾病威胁。如果因为自身的疏忽和错误而偏离健康的轨道，希望我的一点点努力能帮助大家健康、快乐和幸福地享受人生。

2018.6.8

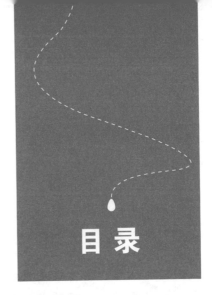

目录

1 Chapter

血管 左右了我们的生命

"猝死"带走了多少青壮年？ / 2

CEO 的心梗之殇 / 7

心衰：压垮生命的最后一根稻草 / 11

冠脉痉挛，堤坝上的蚁穴 / 15

冠脉畸形，生命炸弹的引爆器 / 19

血管被血栓堵塞，凶险的急症 / 23

胸"痛"的背后还隐藏着什么？ / 27

2 Chapter

血脂 决定寿命的长度

一分钟看懂血脂化验单 / 32

血液里流淌着生命的"能量" / 36

吃完降脂药，还有一项不能忘！ / 40

一个血脂病例带来的深思 / 44

3
Chapter

血糖　血管的甜蜜杀手

这是我最糟糕的一个病例 / 50
糖尿病也是一种心血管疾病，得治！ / 54
为自己的血糖做主，难吗？ / 57
苹果有糖心，人也会得"糖心病" / 60
"糖友"降压，用药不能厚此薄彼 / 63

4
Chapter

血压　加速肾脏衰老

总统的"离世"与高血压的"新生" / 68
肾与高血压之间的是是非非 / 71
夜间高血压的元凶竟是它！ / 74
量血压，敢说你做的都对吗？ / 77
读数知血压：早知晓、谨治疗、严控制 / 80
老人降压，提高晚年生活质量 / 84
高血压指标再降！你是否从高危变患者？ / 88
降压路上"七宗罪"，你犯了哪条？ / 91

5
Chapter

血管斑块　脑中风的潜在威胁

它，其实比癌症可怕得多！ / 96
脑溢血，防治每一点都不能忽略 / 100
缺血性脑中风，不是"一日之功" / 104
他们不是老糊涂了，而是…… / 108
颈动脉斑块，无视还是重视？ / 111

6
Chapter

血栓　心血管疾病的源头

晕！这些猝死的征兆你都忽略了 / 116
别害怕，这才是头晕的真相！ / 120
明星下厨房，累到心肌炎！ / 125
辨清水肿，生活不被疾病侵扰 / 128
一条腿肿 or 两条腿肿，差别大着呐！ / 132
这病，玩的就是心跳！ / 136

7

药　吃对了救命，吃错了害命

高血压患者要吃阿司匹林吗？ / 140

这些救命药，能应急也能辨病 / 143

不想吃降压药，是旧事也是难题 / 147

叶酸服用勿草率，细节见真知 / 151

这种"禁药"很多人在吃！ / 155

华法林，还可以更多人吃！ / 159

老年人"用药安全"是个大问题！ / 163

硝酸甘油、利尿剂，谨慎着吃 / 168

输液疏通血管，不是你想输就能输 / 173

吃二甲双胍减肥，效果因人而异 / 177

吃药不当引起的高血压 / 181

8
Chapter

医学新技术　让血液通畅无阻

我的支架都成功了，居然还会胸痛！ / 186
治疗房颤，很多人都在"霾"中摸索！ / 190
起搏器：新手上路，细节第一 / 194
植入 ICD，漂洋过海照样来约！ / 198
装了心脏起搏器，还能装酷吗？ / 202
心脏搭桥 PK 支架，疗效的较量 / 206

9
Chapter

准妈妈　护好心才能护好胎儿

准妈妈看过来，注意妊娠期高血压！ / 212
高血压与要"二胎"，矛盾吗？ / 215
别被妊娠期糖尿病悄悄盯上 / 220
妊娠期心律失常，事出有因 / 225

10
Chapter

养护血管 在生活里找处方

坚持这两点，可以不用吃药啦！ / 230

心血管要"年轻"，补钙势在必行 / 235

喝茶，防止血管衰老 / 238

咖啡与心血管疾病：你是否被误导了？ / 242

人参，心血管疾病患者能吃吗？ / 246

在"粤菜"里求取真经 / 249

挑着吃，控制尿酸护血管 / 253

防治心血管疾病的妙招——好睡眠 / 257

她热爱运动，却命丧运动！ / 262

管控情绪，别让心"碎"了 / 266

附

救命的心肺复苏术图解 / 272

血压、血脂、尿酸参考值 / 276

Chapter 1

血管

左右了我们的生命

"猝死"带走了多少青壮年？

生活从不眷顾因循守旧、满足现状者，从不等待不思进取、坐享其成者，而是将更多机遇留给善于和勇于创新的人们。

我平时外出，如无意外甚少开车或打出租车，最习惯乘坐的交通工具就是地铁。一方面响应"绿色出行"的号召，另一方面也确实能够保证时间上的精准。

好友的儿子换了工作，每天辗转换乘成了一大苦恼："大北京的十号线要挤破脑袋了，传说中的'烈士线'更是惨绝人寰，同胞们都是在用生命上班！"后来他买了一辆车，结果原来需要花一个半小时变成了现今的两小时……

没办法，北京每日的客运量高达千万，放眼整个世界都是首屈一指。难怪有人戏称北京既是首都，又是"首堵"。可是依然有那么多人热爱着这座城市，各行各业形形色色的人群在这里春华秋实。生活注定不易，而北京的确是一个能够成就梦想的地方。

梦想的实现需要时间和积累，没有捷径。这一点我跟很多北上的朋友一样。

地铁里熙熙攘攘，人来人往，只是这一次六号线除了拥挤、嘈杂，还有悲伤。一位在北京媒体圈小有名气的副主编下班回家突然昏倒在站台上，多名热心的乘客施以援手，然而他最终还是没能醒过来。其实，类似的事件我倒是见怪不怪了，此前广州和杭州亦有两起见诸报端，其中一位是好打篮球的青年，还有一位是我的同行。

怎么说没就没了……

看过相关报道的朋友不难发现，上述三位不幸者都有一个共同的特点：本来好端端的，说没就没了！

没错，说没就没，这就是猝死！

追踪猝死的诱因，很大一部分是心源性的，也就是说突然的心脏停跳导致生命的逝去。当然也有长时间伏案打游戏或坐长途车的人，猛一起身后因为下肢静脉血栓而导致肺栓塞，最后引发了猝死。总之，不论是哪种猝死，都是名副其实的"猝不及防"！

我国每天至少猝死1000人！也许你不相信，但是数据统计的确如此。

在很多人看来，严重的心脏病应该是老年人的专利，不应该发生在中青年人身上。如今随着生活水平的不断提高，这种观点也要更新一下了。年轻人不健康的饮食和生活习惯日趋常态化，常被诸如高血压、高血脂、高血糖一早盯上，由此引发的冠心病、心肌梗死发生率持续走高，同时，也正日趋低龄化。

年轻的本钱不抗花！

年轻人认为"年轻就是本钱，折腾点没所谓"，这显然是不对的！

诸多研究显示：冠状动脉内膜增厚、管腔狭窄、血管老化等症状最早在20岁即可出现，而且其中70%以上的粥样硬化斑块为进展型。这也就意味着，如果不能及时控制其发展，就极易发生斑块出血、血栓形成等更严重的结果，最终引起青壮年猝死或诱发心肌梗死。

2007～2009年北京市急性心肌梗死（心梗）发病监测数据显示：25岁以上人群发病率较之以往明显上升。在所有因急性冠心病发作而死亡的患者人群中，年龄处于25～44岁的中青年患者院外死亡的比例更高。可见年轻绝不是远离死亡的保护伞！

我在临床中遇到的心源性猝死（特别是中青年人）患者，其生前大多存在基础心脏病，如冠心病、心力衰竭、遗传性心血管疾病等。再者就是生活习惯的问题，如文中这位媒体副主编，其朋友就诉说他平时工作很拼，常年熬夜加班，饮食也非常不规律，很显然这些都是诱发他最后猝死的重要原因。

年轻甚至更危险！

最近几年来门诊找我看心肌梗死的年轻人越来越多，说出来很多人不以为意，而这恰恰是我所担忧的——年轻人发生心肌梗死比老年人更危险！

年轻人的年龄、身体状况及心脏结构的特殊性有别于老年人，年轻人心肌梗死的症状、预测疾病的可能病程和结局（预后）与老年人也不一样。年轻人突发心梗时，不像老年人会出现明显的胸部疼痛、恶心、呕吐、大汗、烦躁不安、恐惧、双眼发黑等症状，所以极容易被忽视。

多数患冠心病的年轻人的冠状动脉病变较轻，冠脉（冠状动脉）狭窄也不是特别严重。但是，斑块多数是不稳定的软斑块，极容易破裂或产生裂纹，引起急性血栓形成。同时，因为年轻人的冠脉病变相对较轻，较之老年人明显缺乏心肌缺血预适应和侧支循环，因此，一旦发生心肌梗死往往更为严重。

猝死前有哪些蛛丝马迹？

有些猝死真的就是"夺命没商量"，而有些猝死事发之前会留下蛛丝马迹。

猝死者在病发前数天甚至数月，即可能出现胸闷、气促、疲惫、心悸和肩膀疼等不典型症状。有的人活动剧烈时会伴有心慌、气短，以前没有胃病的老年人也可能会出现恶心、呕吐等消化系统症状。我接触过不少猝死在出差路上的案例，调查发现这些患者在病发前几天多有肩疼或腹痛（这是因为心肌缺血时，疼痛放射至左肩、上腹等部位所致）的情况，此时如果注意休息则可以慢慢缓解。

"胸痛"也是一个不可忽略的表征。这种痛往往"闷闷的"或有沉重感，一般发生在胸骨后方，整个边界不是很明确（跟手掌面积差不多），或者根本说不清到底哪疼。假如出现"针扎般"的刺痛或者"按着才疼"，则病情多半跟心脏关系不大。

表 1　心梗不典型症状

症状	鉴别
嗓子痛	嗓子未发炎、疼痛突然或发紧、发干，伴有心慌、胸闷、出汗等表现，患者本人有高血压、冠心病、糖尿病病史
上腹痛	疼痛剧烈，用手按压时疼痛没有加重或减轻，同时伴有胸闷憋气、心慌、出汗、口唇青紫，患者本人有心脏病病史
牙痛	说不清哪颗牙痛，牙龈无红肿，无牙齿叩痛，伴有胸闷憋气、心前区不适、心慌、出汗、面色改变等
其他症状	颈痛、咽痛、上肢痛，不明原因的晕厥、休克等

猝死急救有何高招？

文中猝死病例事发地点在地铁，过后很多人口诛笔伐我国公共区域的急救系统不健全。我倒是不完全这么认为，毕竟就算除颤仪在手边，如何保证急救者的正确使用及相关法律法规的合理评判也是一大难题，而这显然不是短时间内就能解决的。当然，掌握一些常见的、力所能及的急救方法还是很有必要的。

猝死爆发后的急救时间弥足珍贵——只有不到 10 分钟，抢救猝死患者时应立即对其心前区（左胸前乳头部位）进行有力的拳击，拳击的次数一般为 2 ~ 3 次，而后是心肺复苏（同时拨打 120 求救）：将患者平卧（手臂伸直），施救者手掌叠放后，手掌根部置于患者胸骨中点处垂直下压（一分钟不低于 100 次），胸廓下压幅度应大于 5 厘米。每按压 30 次，给予患者人工呼吸 2 次。反复进行以上抢救动作，直至医务人员到来。

如果忙碌不能避免，那就杜绝"恶习"

我粗略算了一下我每天的休息时间在 6 小时左右，要看资料、审写文章、查房、出门诊和开学术会议等，除外还有杂七杂八的其他琐碎事情。若说不累不烦都是假的，但是既然从医是自己的理想所向，就一定要坚持下去。必须要完成的事情尽力而为，同时还要学会忙里偷闲、苦中作乐，要让自己保持最大程度上的身心健康和愉悦。所以，有些坏习惯还是要尽可能避免。

有权威杂志总结出导致猝死的几大恶习，在我看来其警示作用还是很到位的，除了大家耳熟能详的如不能吃太咸、戒烟少酒、切忌暴饮暴食等，还包括以下几点：

● 久坐不动　朋友们经常开玩笑说坐以待病、坐以待毙，若是从医学角度来解析还是有一定道理的，因为久坐可能会导致体内血液黏度升高、血液循环减缓。所以，大家上班时应当经常起身走动，上个洗手间或接杯茶水，伸伸胳膊扭扭腰也是不错的选择。

● 大量喝酒　酒精能让心率明显加快、血压升高，长期酗酒还会破坏心肌，并最终导致心脏衰竭，因此，将这种行为比喻成扣动心脏病发作的扳机恰如其分。为了健康，我们要尽量保证文明的饭桌文化，喝酒最好点到为止不要贪杯。

● 心情抑郁　坏情绪是"万恶之源"。抑郁通常和焦虑相伴，整天郁郁寡欢不仅影响睡眠质量，工作效率也会大大降低。更重要的是心脏因为得不到适度的休息，而影响正常的血压和心率。

● 用力解大便　该行为固然可以使人从"静态"中一下解脱出来，但是这一瞬间内血压会迅速升高。特别是对那些糖尿病患者、老年人、习惯久坐者、高血压患者及有心脏病史的人，这种突然发力还是有一定风险的。

○ 聊一聊 ○

很多人会疑问：猝死者到底是累倒的还是本身就有心脑血管疾病？

我觉得这个问题提得非常好，而且应当这样回答：猝死不是一种病，是一个"结果"。更准确地解释是——各种不良生活习惯对心脑血管长期造成的损害是"病因"，过度劳累是"导火索"，猝死是"结局"。

如何扭转这个结局呢？那就要求大家平时注意及时休息和缓解精神压力，按时体检，防止产生高血压、高血脂和基础心脏病等，身体正常运转了，也就远离猝死了。

CEO 的心梗之殇

> 生活可以是甜的，也可以是苦的，但绝不是无味的。
> 我们可能成功，也可能失败，但决不气馁。

互联网大潮的汹涌洗礼，造就了大量创业者。春雨医生即是这个时代的产物，一个大家耳熟能详的移动医患交流平台，其 CEO 张锐先生作为圈内的创业先锋也是小有名气。

2016 年的国庆节阴霾清冷，很多医疗圈的微友甚至把头像都换成了黑白色，因为张锐先生突发心梗去世了。从各种转发微信里得知，张锐先生才四十出头，为了自己的移动医疗事业殚精竭虑，以至于双鬓都已经渐渐斑白……由此我又想到了很多找我看过病的企业老总和高管，他们也只有四五十岁，担负着公司的重大职责，无时无刻不在思考着如何让自己和更多的人端上金饭碗……

创业本来就很难，因为那是在走一条自己或别人从未走过的路。张锐先生的离开无疑是移动医疗的损失，又像一记重锤拷问着还在路上奔波的同道们：究竟是先成功地融资和上市，还是先成功地活着？

当然，这么说是有一点严重，但是防患于未然总好过于亡羊补牢。

年纪轻轻，病根早已落下？

我不清楚张锐先生的心梗根源到底是什么，但是过往发生猝死的高精尖人才大都有一个共同的特点：劳累、紧张、饮食随意和作息不规律。可能年轻人又会问，仅仅"辛苦一些"就会要人性命，那以后谁还发愤图强？

　　社会现实，辛苦在所难免。诚然上述不良因素都是诱发恶性事件的导火索，但是仔细剖析会发现，这些病例主人公很早就存在各种各样的心血管健康问题，比如高血压、高脂血症、冠脉粥样硬化、冠脉痉挛等，这些才是关键中的关键。只不过有些人比较注重防治，而有些人太疏忽大意了。

　　就在国庆之前，某企业老总私信与我咨询日常的保健方法，我一番讲解之后他还是意犹未尽，最后约定到医院挂号来当面检查。见面后我发现他体格健硕、面色红润，全然不像有病的人。但是他却说自己经常出现胸闷的症状，但运动后会好转。我给他安排了抽血化验，同时还做了运动平板试验和冠脉螺旋 CT 检查。

　　检查结果显示他的血脂偏高，也有冠脉痉挛的情况。其实病情不是很重，如果注意休息、饮食清淡，也会跟正常人一样相安无事。但是考虑到他身为企业老板，为了发展和运营日常中必然会废寝忘食，让他现在就舒舒服服地颐养天年太不现实，所以，我给他开了一些降脂药，还加用了合心爽和硝酸酯类的药物以防止冠脉痉挛。几周之后我们通了电话，他告诉我按时吃药后只在初期出现过一次胸闷的情况。

　　说到这里不禁要问，为什么越是高端人才越容易"犯病"呢？其实这也很好解释，位高权重的商业精英常年呕心沥血，很难像普通老百姓那样 "日出而作，日落而息"。身体的底子已经松动了，一旦情绪波动和过度劳累，全身的血管就会跟着紧张收缩，轻微者胸痛、胸闷，严重者就会出现心梗、脑梗。很多时候光休息是不够的，还得用药治疗。

别被惯性思维迷惑了！

　　通常情况下大家提及心血管疾病，都会联想起"没走几步就气喘吁吁"的形象。其实不然，有些病例恰恰是在"夜深人静"的时候发作。

　　我的好朋友赵总是一位外企的高管，有一段时间老是在夜里出现胸痛、胸闷的症状，严重的时候甚至会疼醒。后来在妻子的催促下来看我的门诊，希望查找出病因。赵总说："我现在身材保持得不错，隔三差五去游泳、打网球，每次一运动就感觉精神饱满、呼吸通畅，可是只要闲下来特别是卧床休息就会觉得不舒服。"听完他的描述，我高度怀疑是"变异型心绞痛"，所以就推荐他去做相应的检查来确认，而检查结果与我预想的果然完全一致。

变异型心绞痛的特点就是"跑着不疼坐着疼"，而且特别青睐烟民，尤其是短期内大量吸烟的男性患者。再如情绪紧张和精神压力过大的患者等，这些不良刺激可能引起冠脉痉挛而导致胸痛。变异型心绞痛一定不能忽视，严重者可能导致心肌梗塞、心律失常，甚至室颤和猝死。

我给赵总开了松弛血管和调理血脂的药，并嘱托他严格戒烟、戒酒，尽量保持饮食作息规律，天气变冷还要注意保暖等。张总坚持了几个月之后，胸闷、胸痛的症状和频次也都明显减轻。

因为不安，所以累并痛苦着？

关于心梗、脑梗，用"冰冻三尺非一日之寒"一言以蔽之。

疾病发展需要过程和温床，这里面有基因的问题，有环境的问题，有自身免疫力的问题，当然更主要的是多种多样的"危险因素"。

在张锐先生的缅怀文章中，大都提到了一个词汇：焦虑。名词解释为：缺乏明显客观原因的内心不安和无根据的恐惧。这是人们遇到压力时的一种情绪反应，只不过反应过度会导致植物神经系统功能失调。在我看来张锐先生的焦虑事出有因，因为能力越大，责任越大，责任越大，压力就越大。

很多人可能觉得心情不好、精神紧张不会带来什么实质性的损害，其实不然。老百姓常挂在嘴边的一句话：我这病是气出来的。没错！一切不稳定、不健康的情绪和精神状态，都是各种疾病的导火索。当一个人精神紧张和过于焦虑时，他体内的交感神经异常兴奋，进而引发一系列生理病理的改变，比如脂质代谢紊乱、促凝物质和强烈缩血管物质释放等。其结果就是心肌供血、供氧减少，促发或加重心绞痛、心梗和心衰等。

　　我们病房收治了一名 26 岁的心梗患者，急诊冠脉造影却显示他的冠状动脉非常光滑，言外之意就是"本不该心梗"。后来追问得知相依为命的母亲刚被确诊为乳腺癌晚期，该青年一时难以接受事实过度悲痛，以至于痛到心梗！

○ 聊一聊 ○

　　无论何时何地，都要向创业者致敬！同时也把很喜欢的一句话送给大家：生活不止眼前的苟且，还有诗和远方。然而如何让自己放松下来？却是一个仁者见仁，智者见智的命题。我始终认为追求梦想的道路一定不会平坦，光有一腔热血不够，还要劳逸结合、遇事平和，保持健康生活方式和积极乐观的心态。先知先觉，后知后觉。如果可以重来，请多关心一下自己。

心衰：压垮生命的最后一根稻草

> 人生的路上，请珍惜一起看风景的人，或许在下一个转角，便会挥手告别。

每周一上午是我的特需门诊时间，如果碰上天气糟糕的情况，门诊病人会少很多。

今天气温骤降，料想人少就好好查查病房的几个高龄病重患者。谁曾想早晨8点正值病房交班中，特需门诊的电话就响个不停：一位年过七旬的大妈，因为心衰久治不愈，被家人推着轮椅坐了火车来到北京，专程赶来看我的门诊，结果门诊还没看上就已经危在旦夕了。

每次看到这种情形，我就打心底里觉得基层医疗机构得加把劲了，改善一下患多医少且技术参差不齐的现状，否则将来会有更多的患者不得已涌向大医院。另外，也要加强大众的健康教育，对常见"慢病"争取早发现、早治疗。

心衰 = 癌症？！

心力衰竭也就是我们常说的"心衰"，意思是心脏的收缩功能和舒张功能出现了障碍。很多人以为心衰是一个独立的疾病，其实不然，更准确的说法，心衰是"一种状态"——各种心脏疾患发展的终末期。

心衰在人群中的发病率比较高，临床统计数据显示70岁以上的老年人群中，每10个人就可能出现一个心衰患者。在国外，医学界甚至公认慢性心衰的"5年"死亡威胁高于癌症。《中国心血管报告》指出，我国18 ~ 75岁有症状的心衰病人高达 450 万，侧面反映出我国心脏病患者数量之庞大！

心衰患者的生活质量受病情影响较大，晚期伴随各种并发症，所以，我颇为强调早诊早治。

心衰有哪些外在表现？

心衰的本质问题是心功能不全：心脏的泵血功能严重衰退，每一次心跳泵出的血液无法满足身体代谢的需要，同时全身的组织器官中的血液也不能顺利回流到心脏，整个人处于"缺血"状态。好比一辆汽车的发动机因为各种故障反复维修，直到维修工束手无策。只是车能换，人的心脏换起来可是个高风险的技术活，且需要有合适的心脏供体。

心衰患者常见的症状是呼吸困难、身体乏力、食欲不振和下肢水肿等，具体则需要根据不同的心衰类型来区分。

● 左心衰　最早、最常见的症状是呼吸困难，患者常在睡梦中被憋醒，因此，多要求高枕卧位，严重者需静坐缓解。除外，患者还容易咳嗽和咯泡沫痰，本质上是左心衰导致的肺部血液无法及时回流至心脏而引起的肺淤血，"憋"在肺中致使剧烈咳嗽，病情严重的还会咳粉红色泡沫痰。

● 右心衰　早期可有上腹部胀满，吃不下饭、恶心和呕吐等表现，以及颈静脉怒张和下肢水肿。水肿时患者用手一摁一个"坑"，尤其是在傍晚的时候情况会更重。

心衰的幕后黑手和确诊依据

治疗心衰所支出的高额医药费让很多家庭难以为继，而患者自身也饱受病魔摧残。既然心衰是一种心脏疾患发展的终末阶段状态，也就意味着病情发展需要前期的日积月累，因此，凸显了早发现、早治疗和积极控制病情恶化的重要性。

心衰的病因有很多，最主要的两种是冠心病和高血压，其次，还有糖尿病、风湿热和心肌病等。所以，原本就有上述病症的患者，应定期做心电图检查、超声心动图来监测病情发展，尽量做到合理控压、调脂、降糖等。

　　关于心衰的诊断，临床上多通过检测血浆脑钠肽（BNP）水平或 N 末端 B 型脑钠肽（NT-proBNP）测定等手段。血浆 BNP > 100mg/L、NT-proBNP > 300ng/L，如没有高龄、肾功能不全等其他可以解释的原因，可考虑患者存在"无症状心衰可能性大"，多提示需要加强心脏养护了；超声心动图可以准确反应出心脏结构、搏动和血液流动等情况，特别是当左心室射血分数（LVEF）< 50%，即充分说明患者已经存在收缩功能受损的心功能不全，需要抓紧时间治疗。

心衰药物治疗有"金三角"

　　理论上讲心衰是不可逆的，特别是在患病后期会越来越重，所以，有些人拿此病跟癌症作类比。尽管如此我们也不会坐以待毙，还是可以通过合理的药物治疗来改善患者的生活质量和延长寿命。

　　目前比较推崇的心衰药物治疗"金三角"是：血管紧张素转换酶抑制剂、醛固酮受体拮抗剂、β 受体阻滞剂。这些药物的综合作用就是改善心肌重构、降低心脏负担、改善心脏舒张和收缩功能。治疗要严格遵循"足量、足疗程"的原则，换言之"一顿都不能少"。

　　除外，医生也会根据每一位患者的实际情况开具其他的药，比如利尿剂。患者服用利尿剂的直接利益是降低血容量、减缓心室充盈压力。特别是晚期的对症患者，利尿剂是必不可少的。先前我的一位 80 多岁的心衰患者，考虑到痛风就擅自停用利尿剂，结果导致病情急剧恶化。然而这个教训是深刻的，因为痛风对比心衰可以说是微乎其微的"小病"，痛风影响的是生活质量，而心衰影响的是生命。孰轻孰重一目了然，切不可未得到医生应允就擅自停药换药。

心衰的日子怎么过？

　　心衰患者按时、保量吃药很关键，平时合理地调整生活方式也不能忽略，最关键的一条就是"限水"。心衰患者本身就因为心、肾功能不全导致水钠潴留，此时再过多饮水会加重心衰。所以，不妨记录好每日喝水的时间和量，亦要关注食物中的水分，尽量把饮水控制在安全范围，且喝水要"小口喝"。总之记住：不是特别渴就不要喝了，牛奶、豆浆等营养饮品也可以省掉。

心衰患者限水的重要性不言而喻。在我院的高干病房，一位心脏收缩功能尚可的患者，由于舒张功能较差和肺部感染而出现了严重的咳嗽、气短，晚上也无法入眠。后来大量出汗，患者就一口气喝了一大杯水，结果咳嗽愈演愈烈甚至不能平卧。值班医生检查后给了一剂静脉利尿药，才算度过了这难熬的一夜。

很明显患者和家属不理解"水"与"心衰"的利害关系，好在经过及时限水和抗感染治疗，患者的心功能最终得到了较好的控制。

值得一提的是，心衰患者的体重也是重要监测指标之一，每周上涨不得超过1公斤。很多人疑问说心衰患者身体状态不稳定，难道会变胖么？没错，会有变胖的可能，但是增加的多半不是脂肪而是水。临床上常能看到这样的患者，除了限水外还要着重考虑使用利尿剂。

○ 聊一聊 ○

很多人拿心脏和大脑相提并论，在我看来心脏比大脑敬业多了。人体在胚胎的时候，心脏就最先开始工作，直到生命的最后一刻。心脏在我们生命中从来不怠工、不休息，伴随着我们时紧张、时喜悦、时害羞、时痛苦的复杂情绪，心跳的速度也默默地配合。所以说心是最懂我们的！

然而，强大如心也有累的时候，当它不堪承受周遭心血管疾病的重负时，也会像磨损的机器渐渐失去动力。心力衰竭就是压垮生命的最后一根稻草。纵使华佗再世，也无法逆转心衰的结局，唯有最开始就善待我们的心脏。

冠脉痉挛，堤坝上的蚁穴

> 每天起床前都有两个选择：一个是在赖在床上继续做梦，一个是起床完成没有完成的梦想。

年末随考察队去了趟东京，回国前儿子打来越洋电话，嘱咐我北京正迎来新世纪的"最冷一月"，需做好保暖工作。果不其然落地打开舱门的一刹那，寒气简直要把整个人吞噬。回到医院后也发现办公室温度奇低，就连电脑也有点运转不灵。好不容易打开了网络链接，头条竟是"台湾气温骤降致 25 人冻死"的骇人消息！

查阅后得知这 25 位不幸者中相当一部分有心血管疾病史，疑似降温导致猝死。无独有偶，此前两周我也接诊了一位因晨练受冷刺激致"血管痉挛"，并最终引发心绞痛的患者。

晨练者陈大爷今年 68 岁，连着多日阴冷天没能外出活动，气温稍有回升便迫不及待地上街了，谁知刚做完预热活动就瘫倒在地，路人发现后连忙拨打 120 急救电话。幸亏离医院不是很远，陈大爷得到了及时有效的抢救。

经医生初步诊断，陈大爷长期高血压、高血脂，此次是因为体力活动和寒冷刺激导致冠脉痉挛后引发了心绞痛。

冠脉痉挛是什么？严重吗？

冠脉痉挛是指在外界和（或）自身因素的影响下，"心外膜下传导动脉"发生一过性异常收缩，引起血管部分或完全闭塞，导致心肌缺血。好比一条正在流水的水管，突然有人拦腰掐住，水流就会暂缓，甚至直接停流。这里的"痉挛"并不是确切的疾病，而是一种能够致病的病理状态。

虽然说冠脉痉挛也可以发生在健康血管上，但是更"偏爱"那些存在粥样硬化的冠状动脉，而且有时候一处痉挛能够累及冠状动脉的多个分支。所以，有基础疾病的人一旦出现冠脉痉挛，就如同触动连锁反应的按钮一般，危险性可高可低不容易控制。

对比陈大爷有些人就没那么幸运了。去年夏天一则报纸上刊登的中年男性，因为天气炎热拿了一桶凉水从头浇到脚，结果登时晕倒在地，再也没有站起来。后来证实为冠脉痉挛导致的恶性心律失常。可见小小的痉挛也是可以致命的！这里套用习主席的反腐大白话："针尖大的窟窿能透过斗大的风"，千里之堤毁于蚁穴也是常有的事啊。

冠脉痉挛会引发哪些疾病？

冠脉痉挛因其发生的部位、严重程度等差异而表现为多种情况：心绞痛、急性心肌梗死、猝死、各类心律失常和心力衰竭等，临床上将这些病症统称为"冠状动脉痉挛综合征"。

具体如何分辨呢？

"典型冠脉痉挛性心绞痛"——严重的冠脉痉挛近乎完全掐断冠脉中的血流！这类心绞痛非常危险，也比较"挑剔"：如比较中意后半夜至上午时段发作；患者受寒冷刺激、清晨轻微劳动即可诱发（如陈大爷）；酗酒和情绪紧张等也是重要诱因。

有典型的就有不典型的，"非典型冠脉痉挛性心绞痛"——冠脉闭塞没有那么严重，相比较典型性的痉挛要轻微一些。该病在临床上最大的特点就是"低调"：患者安静休息时，特别是在空气不流通的环境下才容易出现轻度胸闷。持续时间相对较长，但是患者如果能够及时呼吸到新鲜空气，症状也会相应减轻许多。

除了心绞痛，冠脉痉挛也较易引发心肌梗死、心律失常和心力衰竭等。

1. 心梗常常"害人于无形"，因为疾病一般都是在夜间或静息状态下发作。部分年轻患者多有精神创伤、过度劳累、大量吸烟、吸毒、饮酒等病史，所以"洁身自好"很关键呢；

2. 痉挛不重但时间过长可能诱发心律失常，尤其是严重的心律失常如室颤，很可能引发猝死。可见"大错不犯，小错不断"也是一条不归之路；

3. 有些痉挛看似没有直接杀伤力，但是总反复发作，这种"温水煮青蛙"的方式易导致心力衰竭，患者多数出现胸闷和呼吸困难，且越来越重。

冠脉痉挛综合征的检测

健康人也有可能出现冠脉痉挛，更别说那些已经罹患动脉粥样硬化的人。这就需要朋友们坚持积极改善生活方式：平时饮食清淡，放松心情，切勿大喜大悲，避免寒冷刺激。另外，一经确诊应及时服用药物治疗，且密切监测血压、血脂和糖尿病等基础疾病。

冠脉痉挛综合征的检测主要靠心电图，如发作时心电图和（或）动态心电图，以及激发试验等，其中"创伤性药物激发试验"是该病诊断的金标准，只可惜国内尚缺乏相应的药物支持，因而在临床上难以推广。我们能做的就是积极开展非创伤性激发试验，如运动平板、心肌核素灌注扫描等，看是否存在恢复期 ST-T 改变或反向分布，并逐步积累经验。

冠脉痉挛综合征的救治

"最令人怵目惊心的一件事，是看着钟表上的秒针一下一下地移动，每移动一下就是表示我们的寿命已经缩短了一部分。"梁实秋的话用在这里最恰当不过了。

冠脉痉挛急性发作期的急救重点是"迅速缓解痉挛状态"：首选舌下含服硝酸甘油（0.6～1.2mg），或相关喷雾剂喷于口腔之内（症状不缓解可重复给药，但是要注意血压），以及应用冠脉内注射钙通道阻滞剂、镇静镇痛药物（慎用吗啡）、抗血小板药物等。因此，老年人出门带几粒硝酸甘油还是很有必要的。

冠脉痉挛稳定期治疗的关键在于坚持，做好长期治疗的准备，尽可能减少心绞痛、心肌缺血等急性事件的发生。总体原则讲究"合抱之木，生于毫末；九层之台，起于累土"：一方面严格控制危险因素和诱发因素，如戒烟酒、控制血压、纠正糖脂代谢紊乱，避免过度劳累、寒冷刺激，减轻精神压力等；另一方面及时的药物跟进。应用最广泛的是钙通道阻滞剂，如地尔硫卓、硝苯地平、氨氯地平和贝尼地平等。

○ 聊一聊 ○

　　我跟平常的母亲一样，对孩子小时候的"起床问题"颇为头疼，于是反复念叨一句话：不许睡懒觉，早起的鸟儿才有虫子吃！儿子对此不屑一顾，还多次据理力争："难道虫子不会赖床吗？"当时忍俊不禁，现在想想倒成了一个值得细究的问题：对老人特别是心血管疾病老年患者，早晨睡懒觉也不一定就是坏习惯嘛。

　　一个天寒地冻的日子，上班路过公园时还能听到"最炫民族风"，成群结队的阿姨们在寒风中扭着熟练的舞步，有种说不出的"眩"……坦率地说冬天里最合适的锻炼时间是下午 4 点左右，毕竟那时候相对暖和一些，阿姨叔叔们还是暂且赖赖床吧。

冠脉畸形，生命炸弹的引爆器

> 人偶尔傻一下很有必要，人生不必时时聪明。学会承受痛苦，有些话适合烂在心里，有些痛苦适合无声无息地忘记。

喜欢运动的年轻人注意了！

大家是不是有过这样的体会或见过类似的情景：酣畅淋漓地运动后，球友出现一过性的"脑直觉丧失"现象——突然的脑供血不足引起的晕厥。他们多数会有面色苍白、手脚发凉、呼吸缓慢的表象，甚至失去一切知觉而躺倒在地。

很多时候大家习惯认为是天气太过炎热导致出汗多了或者低血糖了，于是在阴凉处休息、补水。但是有些晕厥并不像想象的这么简单，其背后往往隐藏着更大的玄机。

我之前应邀会诊过一个病例。患者是一位刚考上大学的大一新生。他打篮球后突然晕倒，本以为是寻常的不舒服，状态却每况愈下，只好送到医院抢救。当时我们为其做了各种检查，能用到的抢救措施都用上了，结果还是因为病情太重而没能挽回生命。

最终的诊断结果让所有人大吃一惊，他并不是什么简单的低血糖或运动过量，而是冠状动脉畸形！

冠状动脉畸形是什么病？

冠状动脉畸形在临床上并不多见，但是也正因如此，既容易被患者和家属忽略，也容易逃过医生的常规辨识。

所谓畸形，就是患者的冠脉系统异常——冠脉的起始、分布和终止都可能不正常。当然，畸形有良恶之分。良性畸形大都比较轻微，即使不做手术，带来的危害也可以忽略不计；而恶性畸形就有潜在的危险，比如本文中的这位大学生，高负荷运动放大了冠脉畸形导致的心肌缺血，并最终激发了猝死。

冠状动脉畸形主要包括两种：冠状动脉起源异常和冠状动脉瘘。其中"起源异常"又分为好几种，笼统地说就是"冠状动脉开口位置出现了偏差"。比如正常情况下左冠状动脉应当起源于主动脉左窦，而患者恰恰起源于主动脉右窦；"动脉瘘"的意思就是冠状动脉与心腔、其他血管之间存在"异常交通"——瘘管，血液通过瘘管在不该流动的管道和方向上流动了。

每年因心脏猝死的运动员有不少，相关研究发现这个群体的猝死案例中最常见的冠状动脉畸形是"左主干起源于右 Valsalva 窦"。分析病因来看，冠状动脉畸形确实能够导致心肌灌注不足。其确切的因果机制并不十分清楚，但是业界有比较一致的"猜测"，如运动时主动脉扩张造成的左主干受压后狭窄、左主干起始部位为锐角、主动脉和肺动脉干共同压迫运行其之间的左主干等。

专业的理论不好理解。总之大家可以把这些"畸形"看成原本正常秩序下的马路十字路口上，出现了不该出现的车辆甚至还有逆行，久而久之超过了交通枢纽自动疏解的能力，最后酿成了事故。

冠状动脉畸形有预兆吗？

有些冠状动脉畸形确实是有预兆的，特别是儿童和青年，他们时常会在运动后出现轻微的胸闷、胸痛，甚至晕倒，有时候频率还挺高。但是因为确实轻微，而且患者本身及家长也很难将其与心血管疾病联系到一起，大多数都选择休息静养。即使一小部分到医院就诊，除非遇到非常有经验的心内科医生，否则也很容易被年轻医生们忽略。

　　本文中的大学生其实在高中的时候，就有数次打完篮球晕倒的情况，也曾跟家人诉说过。然而反复到医院检查均未发现异常，结果潜伏的异常如我前面所述"都没想到"而忽略了。此次猝死是因为当天运动量实在太大，加之天气炎热出汗多，最终引发了严重的不可逆的心肌缺血。记得当时送到医院后动用了各种仪器设备，做了冠脉 CT 和造影，刚开始都没有看出血管的先天异常，还是在我的提醒及仔细观察下才找到了症结。

　　因此，不论家长还是年轻的心内科医生，一定要注意留心细枝末节。其实大多数疾病尤其是心血管重症都会有预兆的，如果能在预兆出现的时候及时诊断治疗，也能够避免很多悲剧。

冠状动脉畸形如何纠正？

　　很多冠状动脉畸形患者在猝死之前可能表现出晕厥或心绞痛等症状。此时除常规检查外，应行心脏核磁或冠脉 CT 检查以确诊，并尽早手术矫正。

　　像本文患者这种病情危急，死亡率一般比较高。但是如果能在既往发作时能确诊并及时行介入或手术，就有很大概率度过危机。当然，在病变处安装支架目前在常规治疗中仍有争议，还需谨慎选择。

　　此外，也有一些病例确实没有明显的征兆，可谓是防不胜防。这就要求大家要注意细节，尽量避免引燃"炸弹"——平时就注意自己的血压、血糖，工作张弛有度，及时释放压力。年轻人喜欢运动，但是不要太过剧烈至超负荷，应该循序渐进并做好预热准备。

○ 聊一聊 ○

　　对于运动晕厥的患者，其实还有各种各样的原因，本文也只是介绍了"心源性"中的一种。假如晕厥多次，建议到医院做心、脑血管方面的检查。就心内科而言，如心电图、动态心电图和超声心动图、心脏核磁、冠脉CT等，以明确患者是否存在离子通道疾病、瓣膜病、心肌病和冠脉走行异常等情况等。至于上岁数的老年人，如果晨练慢跑时也有明确不舒服，则可以通过冠脉造影来诊断可能存在的冠心病问题。

血管被血栓堵塞，凶险的急症

和人相处其实是件再简单不过的事情。你敬人一尺，人才会敬你一丈。

之所以说母爱伟大，除了给予新生命之时的痛彻心扉，还在于母亲无微不至的关怀，就像春天的甘霖，无怨无悔地滋润着每一棵幼苗。其实很多看似卑微的母爱渗透于每一个细小的环节，只是我们走得太快没有发现。一如孟郊的那首《游子诗》，于无声处尽显柔情。

相信很多家长都有去远方给孩子看护第三代的经历。

李阿姨的儿子考上大学后在北京安家落户，如今孙子呱呱落地，她也是喜出望外！李阿姨准备了一大堆家当，然后风尘仆仆地赶往北京。用她自己的话说："再远我也要去，这比我出嫁时还要紧张和高兴呐！"

儿子担心路途遥远太累，就给母亲定了一张机票，李阿姨却为了省钱坚持换成了火车票。由于买票时已经没有卧铺了，只好选了硬座。就这样李阿姨在火车上整整坚持了十八个小时后，到达了梦寐以求的北京。

火车进站了，李阿姨捶了捶酸麻的双腿艰难地站起身来，正要去够行李架上的包裹，却突然眼前漆黑、胸口阵痛，歪倒在一边……

李阿姨被120疑似严重的心肌梗死快速送至我院心内科。检查时我发现她明显浮肿的双下肢，遂紧急做了床旁心脏超声检查，发现右肺动脉起始处血栓，右室扩大，最终确诊为肺栓塞！经过一系列急救措施之后，李阿姨脱离了生命危险。不过因为此次栓塞较重，她不得不住院治疗一个多月。

肺栓塞是一种凶险的急症！

众所周知，当血栓堵塞冠状动脉血管时，就会导致心肌缺血，严重者出现心肌梗死。同理，当血栓游离至肺动脉及其分支后，由于阻塞了肺部血液的正常流通，也会引起一系列肺循环障碍，我们称之为"肺栓塞"。

最常见的肺栓塞就是由血栓引起的，除外还有其他非血栓的"栓子"——空气、脂肪、细菌和羊水等。很明显李阿姨属于常见的血栓导致的肺栓塞。

临床上肺栓塞的发病率相对于心肌梗死来说要低一些，而且其症状也跟冠心病、胸腔积液、肺炎和脑卒中等有相似之处，如呼吸困难、胸痛、晕厥甚至猝死等，所以鉴别起来确实有一定难度，也容易误诊漏诊，因此，需要格外重视！

哪一类人容易招惹肺栓塞？

重大创伤、大手术、孕妇生产和癌症患者等"特殊情况"都可能出现肺栓塞，除外正常人也会因为"不良习惯"引起肺栓塞，而且这类人群可能就在我们身边，甚至就是我们自己！主要包含以下几种：乘坐飞机、驾车、上网、玩游戏、打麻将等"久坐不动"的人。

李阿姨也是这类人。火车上座位相对狭窄，限制了人体的自由活动。李阿姨又因为怕麻烦而少喝水，也就无需起身上厕所了。然后一坐就是18个小时，几乎没有怎么活动，"血栓"被活活坐出来了！这一过程中人体血液流动减慢，滞留下来的血液也会越来越黏稠。时间一长，其盆腔、下肢深静脉的血液渐渐凝结就形成了血栓。

如果血栓不脱落，暂时也就没有什么危险。正是因为李阿姨突然站立，导致血栓突然脱落后流向肺动脉引发了阻塞。

肺栓塞的危害有哪些？

严重的心肌梗死可能会导致心力衰竭、心肌大面积坏死，结果就是心脏失去泵血功能。重度肺栓塞可导致全身缺氧，特别是大脑缺氧最为凶险——大脑对缺氧的耐受性非常差，一般来说如果持续超过 5 分钟缺氧，就可能导致严重的"脑死亡"。当然这种情况多见于大块血栓堵塞肺动脉，病情危急时甚至"突然死亡"。除外，血栓阻断的局部肺组织也会因为缺血而逐渐坏死，也就是所谓的肺梗死（这种情况类似心肌梗死）。

当然，更多的肺栓塞是相对缓和的，这是因为脱落的血栓都比较小，还不至于堵塞大的肺动脉。但是这些小血栓也不容小觑，它们不断地"蚕食"小的肺动脉。时间一长，肺脏自身会代偿性地形成肺动脉高压，最终累及右心室的正常功能。

如何辨别和处理肺栓塞？

很多肺栓塞的临床表现是没有特异性的，跟常见的其他疾病容易混淆。即使有明显的"肺梗死三联征"——同时出现呼吸困难、胸痛和咯血，也只有不到三成！因此，面对疑似患者需快速、合理地检查。目前肺 CT 血管造影和肺通气灌注扫描较为常用，准确性也比较高。

一旦确诊为肺栓塞，就要进行紧急治疗。一般来说，肺栓塞急性期首选药物治疗，主要为抗凝和溶栓，只有少数极严重且不适合药物治疗的患者才会考虑采用微创介入取栓或外科手术治疗。

抗凝是为了避免患者进一步形成血栓；溶栓治疗旨在于迅速溶解肺动脉分支内的血栓，以恢复肺组织的血液供应，减少病死率、复发率。但溶栓治疗也存在一定的风险，尤其对肺栓塞患者伴有以下情况时，溶栓治疗要格外慎重：活动性内出血、近期自发性脑出血、高龄、难以控制的重症高血压、近期手术、外伤、消化道出血或妊娠等。

后来李阿姨康复出院回到了家里，但是还需要按时吃药巩固疗效。前不久她给我打来电话，苦口婆心地说："我现在成累赘了，不仅无法照料孙子和儿媳妇，还需要老伴伺候。这趟火车真是从姥姥家赔到了舅舅家，当初要是听我儿子的就好了……"

我不支持但很感动李阿姨的所作所为。其实她本来就有长期的轻微高血压、高血脂，多年前医生也嘱咐过她要改善生活习惯，不能熬夜、久坐等。可是李阿姨千里迢迢来北京看儿子，为了节省几百块钱而退掉已经订好的机票。

母爱，这是一份简单又深沉的情感。很多时候我们忽略了太多，最后只能在如李阿姨这般南辕北辙的无尽悔悟中，去体会母爱的单纯和质朴。

胸"痛"的背后还隐藏着什么?

有时候别人嘲笑你的地方，其实都是你的优点；别人鄙视你做的事情，反而都是你应该去努力做好的。

很多爱好运动的人喜欢"夜跑"，有时候我下班回家晚，会在马路上碰到"夜跑"者。他们常常带着耳机，旁若无人地沿着马路奔跑，汗流浃背却一直坚持。

近期院里收治了一位因为胸痛入院的中年患者，他身材魁梧、体格健壮，完全不像会生病的人。问起病史他说道："前天晚上出去跑步，只跑了20多分钟就觉着胸部有灼热感，后来还有些隐隐作痛以至于不能坚持。回到家后我喝了一些冰水，简单洗漱后就赶紧卧床休息了。然而早晨5点钟，就被类似的感觉'痛'醒了，甚至还有些呼吸困难。儿子感觉不妙，就赶紧开车把我送到医院里来了。"

我们为他做了详细检查，最后确诊为急性广泛前壁ST段抬高型心肌梗死。我想说这位患者的做法非常好，没有一味忍耐而是选择尽快就医。然而有更多的人在出现症状后选择忍耐，认为忍忍就过去了，以至于有些人就"彻底过去了"。

举这个实例，是为了告诉大家胸痛虽然很常见，但是严重程度不一，有些是一过性的，有些则是致命的。

胸痛，不一定都是心脏疾病

临床上心源性疾病是胸痛最常见的病因之一，因此，大家也习惯在感觉胸痛后就找心内科。但是胸痛不一定都是由心脏疾病引起的，因为人体多个系统的几十种疾病均可以引起胸痛！

为什么胸痛这么"复杂"？

从解剖学角度来看，胸部是由胸壁和胸腔内的脏器构成的。理论上在该区域的任何组织、器官出现功能失常或受到炎症、外伤、肿瘤、理化因素的刺激时，都可能引起胸痛。所以，当患者捂着胸口喊痛且要求医生尽快给出答案的时候，即便最有经验的医生也要像过筛子一样，结合病史从大到小、由繁到简来一一排除病因。

胸痛的常见病因有哪些？

在常规门诊就诊的胸痛患者可以说是五花八门，其中最常见的是"肺源性胸痛"，然后是"胃肠源性胸痛"，心源性胸痛只排在第三位，再往后排是"骨骼肌肉源性胸痛"和"功能性胸痛"。在急性发作的胸痛中，最常见的正是心源性胸痛。

肺源性胸痛之所以多见，也是因为致病因素多的缘故，如肺栓塞、肺动脉高压和肺癌等，均可引起胸痛；心源性胸痛的常见病因也不少，有急性冠脉综合征、稳定型心绞痛、心肌炎和主动脉瓣疾病等；胃肠源性胸痛的致病因素则包括食管痉挛、胰腺炎、胆囊炎、消化性溃疡和胃肠穿孔等。

值得一提的是，有些胸痛可能是心理精神源性的，比如抑郁症、焦虑症和惊恐障碍等。这类患者在生活压力大、节奏快的现代社会尤为常见，因此，大家无论出于生活还是工作的角度，累了烦了都要尽可能快地排解掉这些不良情绪，保持一个阳光向上的心态。

胸痛到底有多可怕？

胸痛是一种很常见的症状，想必大家也都体会过。对于那些一过性的胸痛而言，确实忍忍就过去了。若是确切的疾病引起，胸痛带来的危害也是不容小觑的。一般来说，很多有明确基础病变的患者会存在长期的慢性胸痛症状，而突然发作的急性胸痛多数病因不明，病情非常凶险甚至危及生命，尤以心脏方面的疾病居多。

致命性的胸痛表现不尽相同，但是作为医生包括患者自己或家属在面对急症时，首要做的是评估其危险程度。如果患者面色苍白、大汗、四肢发冷，脉搏微弱、呼吸困难和意识丧失，则说明病情严重，需要立刻紧急处理。

急性胸痛时如何就诊？

大多数患者出现胸痛的第一选择是忍过去，实际情况显示有忍好的，也有忍不好，甚至没忍过去的。正确的做法是不要忍，以免因为侥幸心理作祟而耽误病情。

在急性胸痛的患者群中，大部分都是心绞痛和心肌梗死，其中心肌梗死又常常在夜间发作。老年患者习惯忍一晚再去医院，很容易延误救治时机。文中患者因为病情相对轻微，所幸并无大碍。但是对那些病情危急的，要立刻停止活动，马上拨打急救电话。

目前我国已有近 200 家经过认证的胸痛中心，相信能够给急性胸痛的患者提供更及时、有效的救治。

○ 聊一聊 ○

前不久我们院里收治了一位 59 岁的胸痛患者，他因为 6 天内发作 3 次静息胸痛而主动到医院检查。

初诊时症状不算严重，但是情况比较典型，我们就安排了冠脉造影，结果发现是前降支近段严重病变（95% 狭窄）。他的胸痛目前虽来自于不稳定型心绞痛，但是不及时救治的话很容易演变成心梗，甚至猝死——前降支近端严重狭窄也俗称"寡妇病变"！于是我们当天就为他安装了支架，如今一切恢复良好。

患者直言自己既往非常健康，爬楼、跑步也都没啥大问题，只是血脂稍微高点。此次胸痛本来也是可以忍耐的，但是因为之前听过有关胸痛的科普宣教，所以在第一时间主动来医院就诊。在某种程度上，他也是自己救了自己。

Chapter 2

血脂

决定寿命的长度

一分钟看懂血脂化验单

> 没有付出，就没有收获。只有登上山顶，才能看到山那边的风景。

血脂化验单，你会看吗？

很多来门诊找我看病的人，不管是新朋友还是老朋友，为了确诊病因或考察治疗效果，我经常会安排他们抽血化验血脂。好学之人总会问上一问，比如最近一位高血压患者发话了：汪医生，我是高血压患者，可是您为什么让我化验血脂呢？

问题提得很好。让高血压患者查血脂是很有必要的，因为血压与血脂关系紧密，能够协同加速血管的老化。高血压会导致动脉硬化，殊不知长期血脂超标同样也会导致动脉粥样硬化，再者血脂过高还可能加剧高血压、冠心病、心绞痛和脑梗死等。所以说血脂检查是各种心脑血管疾病防治中的重要检查项目，当然也包括高血压了。

拿来一张血脂化验单，上面除了英文缩写就是各项指标，大家能看得懂吗？哪些数据比较重要？如何取舍？今天我就教大家一个相对简便的方法，快速抓取血脂化验单中的重要数据。

血脂化验单的四个重要数据

一般来说，临床上血脂化验主要包含以下 6 项：总胆固醇（TC）、甘油三酯

（TG）、低密度脂蛋白胆固醇（LDL-C）、高密度脂蛋白胆固醇（HDL-C）及载脂蛋白 A、载脂蛋白 B。不同的医院或有所出入，但前 4 项多为必测项目。

● TC　血液中脂蛋白所含胆固醇的总和称之为总胆固醇。TC 并非固定数值，会随着年龄的增加而相应升高，不过 70 岁以上的老年人则会随年龄增加而降低。

● TG　甘油三酯是人体内含量最多的一种脂类。用动物肉来作比较的话，甘油三酯好比其中的肥膘部分。TG 大都是从饮食中获得，而胆固醇多由人体内部代谢产生，只有 20% 从膳食中获得，每天约为 300 ~ 500mg，食物中动物内脏胆固醇含量最高。

● LDL-C　大家可以将它看成一种"坏胆固醇"，因为该物质热衷于把血液中的胆固醇搬运至血管内壁，最后堆积形成"动脉粥样硬化"，所以，某种意义上 LDL-C 越少对人体越有利。

● HDL-C　血管里的清道夫，它可以穿透动脉内膜，将沉积其中的胆固醇清除后再运送出血管壁。除外，还能够修复血管内皮破损细胞以恢复血管弹性。总之记住一点 HDL-C 是与 LDL-C 对着干的 "好胆固醇"。

一堆数据，先看哪个？

上文提及血脂检查里的 TG、TC、LDL-C、HDL-C 都是必测项目，而且每一项都能细分且有其独特的意义。对于广大患者朋友而言，能闻其详最好，否则也就只需关注其中临床意义最大的 LDL-C 即可。健康人 LDL-C < 3.4mmol/L，数据一旦超标就要引起足够的重视，必要时还得服药来治疗。

当然，其他指标也不可完全忽视，多数需要综合起来看。一般成年人空腹抽血化验，TC > 5.72mmol/L 和（或）TG > 1.70mmol/L，即可诊断为高脂血症。如果前者升高，就被判定为高胆固醇血症（临床重点打击对象）；后者升高，则被判定为高甘油三酯血症。

血脂不是你想测就能测

有一点大家要明确，人的血脂是一直处于波动之中的，同一个人不同阶段检测的数值会有所不同，人跟人之间差别可能更大。为什么会这样呢？因为影响因素太多，除了疾病、个体先天差异和年龄，还包括日常的生活习惯等。所以，为了尽可能获得一个有效且到位的检查数值，就要尽可能规避这些不必要的影响因素。且测量血脂前要做很多准备工作，以便反映受检者的真实情况。具体来看主要包含这几方面：预测血脂的朋友要至少在 2 周内开始保持常规饮食；体重尽可能稳定；测定前一天不可以进行剧烈运动。首次测定血脂异常的人，可先不做处理，2 ~ 4 周再次测定，两次结果对比后再下最终的结论。

都偏高不健康，低了又该怎么办？

如今拿到化验单完全健康的不太多，或多或少都有一些小问题，数据上要么超标，要么即将超标。大都提示"吃得太好了""运动太少了"，需改善生活习惯。有些朋友经严格的清淡饮食和加强运动 3 ~ 6 个月，仍无法帮助指标回归到正常值时，我就会根据其是否有其他并存的情况（如有无高血压、糖尿病、肥胖、吸烟、心血管疾病家族遗传史等）再开一些调脂药，临床上应用较广泛的是他汀类降脂药。

指标有高的也有低的，比如 HDL-C < 40mg/dl 即为减低。一般稍微低一些是没有太大问题的，除非太低同样也会增加心血管疾病的风险。

但是患者也会问"指标偏低不好吗？不正说明血脂很正常就不需要忌口么！"其实不然，凡事总得讲究度。如 TC 明显偏低，可提示存在营养不良、贫血，甚至是肝脏有损害等。再比如 TG 偏低，要考虑饮食是否过于清淡，以及胆汁是否存在分泌不足或肝脏功能的问题等。

值得一提的是，高血脂不同的指标提示存在不同的问题，还需要细分。比如 TC 偏高，说明动物肥肉等高脂肪食物吃得太多；TG 偏高，说明碳水化合物进食偏多，如香甜的糕点和糖果等。只不过无论哪一种偏高，在改善生活习惯这一要求上没什么两样，大家都应尽可能地在饮食中增加瓜果蔬菜的比例。

　　即使检查单据上没有出现向上或向下的箭头，也不代表一点问题都没有。以 LDL-C 为例，正常健康人的指标为 < 3.4mmol/L，但对于已经患有心血管疾病的患者来说，指标还得再低一些，旨在控制病情的发展，如急性冠脉综合征、PCI 术后患者，LDL-C 应降至 1.8 mmol/L 以下，糖尿病患者至少得在 2.6 mmol/L 以下。

◦ 聊一聊

　　据统计，我国血脂异常的患者数量已经超过了 2 亿，但是相关调研显示，大众对此存在明显的"三低"状况——低知晓率、低检测率和低达标率，足可见"抗脂"之路还很长远，我们也只是刚刚上路。当然，为了确保少走弯路，大家还是要尽早学会看化验单。

血液里流淌着生命的"能量"

理想是人生的太阳，而忠贞的友谊则是一棵可以庇荫的树。

　　人在某种意义上就是一台精密的机器，机器要运转除了精确的指挥，也要有足够的能量供给。好比一辆汽车，除了要有驾驶员也得加油，油燃烧后变成了可以发动车辆的能量。那么人体的"能量"直接来自何处呢？答案是血液。血液循环把机体需要的能量和营养传送至全身各处。当然，有人会问血液中的能量来自何处，答案是人体细胞对糖分的代谢，这是更深层次的问题了。

　　我们平时常说高血糖、高血脂和高血压，都离不开一个"血"字。那么大家是否考虑过"血"里都有什么呢？为什么它能发挥如此重要的作用？却也能因为这样那样的原因带来各种不适？

　　今天就跟大家一起刨根问底，看看我们的血液里都流淌着什么。

血液为什么是红色的？

　　有人可能会说血本来就应该是红色的，其实倒不是"应该"，而是因为血液中含有红色的物质。

　　我们看一下血液的大概组分，主要由血浆和血细胞两部分组成。血浆本身呈微微的黄色，血细胞（红细胞、白细胞和血小板等）均匀地分散在血浆里。由于红细胞的数量占大半，所以红细胞的"红色"就成为人体血液的主色调了。

　　那么红细胞的"红"来自何处？红细胞因为含有"血红蛋白"而呈现出红色，而血红蛋白里的"红"则来自于其组分——含铁的血红素。

　　我们经常会听到某某"贫血"，其实就是说贫血者体内的红细胞数量和血红蛋白的含量低于标准值，所以医生会建议一些贫血的人多吃富含铁元素的食物。

血细胞有什么功能？

　　我们主要讲三种。

　　血细胞中数量最多的是红细胞，由骨髓负责制造，平均寿命为 100 ~ 120 天。红细胞很勤劳，主要承担为人体运输氧气和二氧化碳的任务。但是红细胞有个"缺点"，就是偏爱"一氧化碳"，一旦看到它就把氧气忘光了。煤气中毒的本质上就是红细胞与一氧化碳结合后，丧失了运输氧气的能力，导致人被"憋死"。

　　讲完红细胞，就要说说白细胞。白细胞的数量远不及红细胞，工作职能也大相径庭，它是重要的"免疫细胞"，像卫士一样在人体内与各种疾病作斗争：当病菌侵入人体之后，白细胞会迅速调遣集结赶到"战场"，然后与外侵者殊死搏斗；而当病毒入侵后，白细胞的反应相对就不会那么热烈。不过对于人体本身而言，无论是阻击哪类"敌人"都需遵循一个大原则：打赢了人体安然无恙，打输了人就"病了"。白细胞数量和功能的稳定性对人体至关重要，数量过少易发生感染并引发"败血症"，数量过多又要高度怀疑"白血病"。

　　血小板严格意义上不是细胞，它主要在止血和凝血过程中发挥作用。血小板功能亢进或数量过高也就是常说的"高凝状态"，容易导致血栓，常用药阿司匹林就是因为能够抑制"血小板聚集"而得以发挥功效。

血浆里都有什么？

　　血浆里面含有各种物质，如无机盐、蛋白质、氨基酸、糖、脂类、维生素，以及氧气、二氧化碳等气体。包罗万象的血浆，每一种物质都发挥着各自不可替代的作用。其中与心血管疾病息息相关且较为熟识的就是"血糖"和"血脂"。

人体内的血糖主要是葡萄糖，是组织活动所需能量的主要来源。正常成人空腹血糖浓度约为 3.61 ~ 6.11mmol/L。空腹血糖浓度 > 7.0mmol/L 称为高血糖，血糖浓度 < 3.61mmol/L 称为低血糖。健康人的血糖一直处于不稳定的"平衡"之中，维持平衡的重要物质就是人体内分泌的"相生相克"的胰岛素和胰高血糖素，前者可降低血糖，后者能升高血糖。糖尿病大都是因为胰岛素抵抗或分泌缺陷而致，所以改善糖尿病有时就不得不为人体提供更多的胰岛素，用以消化多余的血糖。

血脂即血浆中的脂类物质，血脂的含量可以反映人体脂类代谢的情况，相关指标的高低也可提示某些疾病的严重程度。对于大部分人来说，比较受关注的血脂指标主要是胆固醇（包括低密度脂蛋白胆固醇和高密度脂蛋白胆固醇，前者更有临床意义）和甘油三酯。

低密度脂蛋白胆固醇（LDL-C）也被我们称作是"坏胆固醇"，LDL-C 升高会增加冠心病和脑血管意外的发生率，所以要密切关注。一般而言，健康人 LDL-C < 3.4mmol/L。其他人群可参考如下标准：动脉粥样硬化性心血管疾病，LDL-C < 1.8mmol/L；糖尿病 + 高血压或其他危险因素，LDL-C < 1.8mmol/L；糖尿病，LDL-C < 2.6mmol/L；高血压 +1 项其他危险因素，LDL-C < 2.6mmol/L；高血压或 +3 项其他危险因素，LDL-C < 3.4mmol/L。

其他危险因素包括：年龄（男 ≥ 45 岁，女 ≥ 55 岁）、吸烟、高血压、糖尿病、缺少运动、肥胖、高脂血症和早发缺血性心血管疾病家族史等。

理想的甘油三酯水平应 < 1.7mmol/L。对于患有冠心病、高血压或糖尿病的患者要求更严格，特别是当甘油三酯水平 > 2.26mmol/L 时，就意味着已经进入心血管事件发生的高危状态！

○ 聊一聊 ○

　　血液不仅与人体的健康息息相关，而且还关系到"外在"。什么面若桃花、春光满面、容光焕发等，再比如血气方刚、神清气爽，还有更极致的：红脸如开莲，素肤若凝脂！其实这些五花八门的描述都可以用一个词来形容——好气色。

　　如果有人实事求是地用上述词汇称赞你，可见你的气血是很不错的，也足以说明你很健康。如果任何一条都与你相去甚远，就要考虑考虑自己是否该去医院抽一管子血检查检查了。

吃完降脂药，还有一项不能忘！

> 一直觉得信心不是天生就有的，而是后天在实践中慢慢培养的。

"汪教授，您好。我是患者李××的家属，已经遵照您嘱咐让我母亲服×药一个月，效果还不错。按约定下周三要来医院复诊了，麻烦您在微信上给我留个号，谢谢。"

"好的。周三上午请你直接来门诊6层18诊室，展示微信同意加号信息即可取加号申请单了。由于门诊量比较大，还请尽量在上午10点前来候诊。"

每周二的微信后台，都要接收数十位预约复诊的留言。我与这些已有数年之交的大龄患者们就像居家过日子一样，他们会定期前来检测各项数据，当然也有仅仅是聊聊天问问话的。

做临床药物研究数十年，深知药物进入人体后的各种代谢反应千差万别，所以我对患者用药要求比较严格，特别是比较强调心血管疾病患者的按时复诊。

要想身体好，复诊很重要

一对中年夫妻的就诊经历颇具代表性，值得思考和借鉴。

这位大姐在北京医院看病近10年，每次都跟先生一起来。他们俩很早的时候就非常注重饮食和运动改善，因此，身体保养得还算不错。大半年前，大姐因为心绞痛发作来我院做了冠脉造影，检查结果显示虽有狭窄但还未达到放支架的程度。详细了解了她的症状及用药情况之后我建议她先坚持服用他汀类药物，大姐按照我的嘱托长期服药，症状也确实有明显改善。

三个月前大姐要去加拿大照看孙子，不知道是忘了还是疏忽，反正是停用了一直不间断的降脂药。上周回国后她感到胸闷气短，几经拖延最后到门诊复查了LDL-C，结果已经高达 6.1mmol/L 了（正常值需 < 3.4mmol/L）！大姐见状赶紧恢复了停用已久的降脂药，只是服药后的症状改善依旧不理想。

此次大姐带着前日复查的结果来复诊，看得出心情有些焦躁。我对比了刚刚化验的单子，发现 LDL-C 有所下降（4.5mmol/L），但是离标准值还有不少距离。我想可能是因为刚恢复服药才一周，降脂药并未达到最佳疗效。后来出于健康考虑，在我的劝慰宣教后，又说服大姐加用了一款药。

无论吃什么药，复诊都很重要

门诊上跟这位大姐类似的病例有很多，然而有些患者或家属因为各种原因无法坚持或自行减量、停药。

为了确切了解患者用药后的变化特点，以便及时调整用药的种类和剂量，并最终确定治疗方案以保证患者利益最大化，我都会建议患者按时到医院复诊。如果得不到有效的监管，患者很容易因为不合理停药而导致病情加重，再补救恐怕也会事倍功半，就像本文中的大姐一样。

调理血脂又有哪些疑难点？

首先我会把高血脂人群分为两种，一种是略微升高无需用药的患者群，另一种是需要长期用药的患者群。

对于前者，主要是那些明确未患冠心病、脑卒中等动脉粥样硬化疾病的患者，在经过一段时间的改善生活方式后，复诊主要是看各项血脂数据是否有变化。在排除了年龄、性别、吸烟、早发心血管疾病家族史和血压、血糖等各种影响因素之后，假如患者控制得当，那就说明病情可以控制，继续改善生活方式即可，但是亦需定期复查。

　　倘若经过积极的饮食结构及量的改变和规律有效的运动后，患者的血脂仍然高于相应年龄及疾病的正常值，我就会考虑开具降脂药。这也意味着患者一旦吃上药之后，就进入到了"长期服药组"了，自然更要定期复诊。

　　至于那些早早就开始常年用药的患者，需要明确服药期间是否存在明显的不舒服，服药后各项数据指标是否趋于正常，有没有增添额外的病症，以及患者服药后的生活方式改善情况等全面问题。医生会据此来判定是否维持原状，还是调整服药剂量甚至换药。

　　所以有的患者来复诊，我们就是"聊聊天"，而有的患者来复诊则要做各种检查。可以说复诊的重要意义在于让医生了解患者的同时，患者自己也能充分了解自己的病情。

降脂切莫只"跟着感觉走"

　　随着物质生活水平的不断提高和老龄化趋势的日益加重，高血脂的发病率提升也很快，并由此导致了更严重的心血管疾病。实际上越来越多的人已经认识到高脂血症的严重性，并努力通过各种手段来诊治防护，但是仍有一些认知误区尚待甄别。

　　首先高血脂更像是一种症状或状态，而非常见的器质性病变那么具象。高血脂患者在初期并无特殊不适，只有病情严重时才会出现头晕、目眩、头痛、心慌、气短，以及胸闷、乏力、口齿不清和肢体麻木等症状。所以稍微上年纪及超重的人都不妨定期到医院查一下血生化，看看自己的相关指标是否已经超标了。来我门诊的不少高血压患者，也都是在复诊的时候查出自己还存在血脂异常，倒也算是"一举两治"的意外收获了。

　　如果确定患者必须通过服药来调脂，那么就要求严格按照医生的药方服药。需要申明的是，血脂异常本身也是一个长期的过程，所以，再有效的药也不太可能立竿见影永不复发。即使药效发挥作用比较快，患者的血脂水平在初期就下降，也还是要坚持长期服用降脂药，切勿私自减药、停药。

　　高血脂患者吃调脂药的同时，一定要坚持改善生活方式，如少吃油炸、过咸的食物，多吃果蔬，同时注意劳逸结合和必要的体育活动等。我一般会建议患者4 ~ 8周就到医院复查血浆胆固醇、甘油三酯和低密度脂蛋白胆固醇等指标，如果各项指标达到目标值或接近正常且无不良反应，则说明用药有效，患者可继续服用原剂量，除非血脂水平已降至很低时，一般不需要减少药物剂量。如此，患者的下一次复诊时间就可以延长至3个月之后了。

　　有些患者服用降脂药后来复诊，发现各项指标并无明显改善（一般也无严重恶化），我会为其调整药物剂量或种类，如加大剂量或联合用药，并嘱托其4 ~ 8周内复诊。

　　值得一提的是，长期用药的患者复诊周期可以间隔更长，但是为了确保不会节外生枝，仍需考虑每隔6 ~ 12个月查1次"肝肾功能"。如有明显的乏力或肌肉酸痛等症状时，需检查"肌酸激酶"，毕竟临床上还是有个别患者因服用降脂药而出现些许不良反应，就当是避免矫枉过正吧。

○ 聊一聊 ○

　　调脂工作要慢工出细活，重点是调，也就需要不断地尝试和验证，患者应与医生一道稳扎稳打，不可急于求成。有读者跟我反映说，讲了这么多其实就是要大家"早诊早治"，其中"治"就是要早服药！

　　我想说的是，这话只讲对了一半。诸如血脂到底需不需要通过吃药调理，还得具体情况具体分析：假如患者没有冠心病、脑缺血等病症，检查颈动脉也没有发现明显狭窄和斑块，特别是软斑，血脂也只比正常值高一点，那么建议先进行严格的生活方式改善，等到3个月后再到医院复诊。如果相应指标持高不下且无法坚持改善生活方式，再考虑吃药。药到病除是医患双方的共同愿望，但是无药病除岂不更好？

一个血脂病例带来的深思

> 忙碌的过程纵然是苦的，但是品尝忙碌的背后，带给
> 自己却是充实的喜悦。

我觉得生活对待每一个人都是比较公平的，虽然不能说一分耕耘就绝对会有一分收获，但是态度和事实往往也能概括说明。

我们北京医院一年一度的"心血管药物治疗高峰论坛"，今年来了近2000人。在进行了150多个专题报告之后，让我不得不对同道和组织人员的认真负责再次表示感谢，相信论坛也会更上一层楼。

在今年的血脂论坛专场上，大家针对血脂病例及相关话题展开了热烈的讨论。我也以最近门诊上的真实病例为依据，与大家分享了我的看法。

与血脂有关的典型病例

血脂的达标与否，很大程度上关系着心血管的健康走向。临床上我常听到这样的问题：医生，您看这是我的血脂检查结果，均在正常范围（或略高），需要吃降脂药吗？

以下是我的一个非常典型的病例，应该能很好地回答类似疑问。

50岁的王女士没有高血压、糖尿病、吸烟史，也没有心脑血管疾病及家族史，人也显得很瘦。来医院做血脂的常规检测，发现检查结果比正常值高了一点。看完化验单，我嘱咐她暂时不用吃药，只需日常改善饮食、加强运动。一段时间之后，

王女士再次到我的门诊进行化验，她对我说："汪教授，我今天出门之前喝了半碗燕麦粥，应该不影响化验吧？我之前按照您的嘱咐说，动物油不如植物油健康，所以我坚持只吃植物油。前些日子好姐妹告诉我一个调脂秘方——红酒泡洋葱，我也是天天都在吃，这样一来我的血脂应该达标了吧？也就不用吃药了吧？"

王女士的问题，简单几句话是解释不完的。在我看来，如果不用吃药就能维持血脂平稳自然是最好的结果。但是，诸如空腹抽血检查、红酒泡洋葱、不吃动物油等行为到底可不可取，或者对调脂有多大帮助就值得探讨了。

抽血一定要空腹

很多人对于早晨不吃不喝到医院排队抽血化验怨声载道，像王女士这样即使只喝了几口粥也不能抽血化验。尽管欧美的一项新研究指出"血脂检测无需空腹"，不过我觉得这项新研究还有待确证，大家暂时还要继续饿着肚子抽血。

空腹抽血是有道理的。血脂检测的主要项目包括胆固醇和甘油三酯，其中后者最容易受饮食影响。人体的消化代谢需要较长的时间，如果进食间隔过短，那么所测得的数据势必不够精准。比如说甘油三酯，研究发现餐后两小时血液中还会存在乳糜微粒，此时检测甘油三酯其数值比空腹测量时要高数倍。

另外，大家都关心的 LDL-C 也会因为没有空腹而失准。LDL-C 并不是直接检测获得，而是通过特定的公式计算得出，该公式中有一项参数就是甘油三酯数值。也就是说：如果甘油三酯的检测不准确，LDL-C 的数值也就会过高或过低，最后影响医生对患者血脂总体水平的评估。

我们一直强调"禁食 10 ~ 12 小时抽血"才能得到理想的检测值，所以医生会叮嘱大家早晨不要进食，甚至于头一天晚上也不宜进食太晚或吃过多的高脂食物。

红酒 + 洋葱 = 神药？

我闲暇之余喜欢钻研养生保健的帖子，特别是对心血管疾病防治有"奇效"的那种，不过看得多了也就觉得什么好像都不能吃，什么好像又都能吃。"红酒泡洋葱"的短文我也读到过，但是要说该法对调理血脂有多大用处，实不可轻易下结论。

红酒（啤酒和白酒）、洋葱都有较好的食疗作用，前者含有很多抗氧化物，适当饮用能够软化血管；后者不仅是肿瘤科医生力荐的防癌食品，而且还含有一种叫前列腺素 A 的物质，该物质能够在一定程度上降低血液黏稠度和血脂，因此，对于心血管的防护也有一定的功效。

不过"红酒泡洋葱"能否起到"1+1 > 2"的效果，甚至像某些"砖家"所言——替代心血管疾病药物，我觉得还是有些太夸张了。首先，这种搭配在临床上没有经过严密的研究和证实，所谓的疗效也只是大家口耳相传；其次，红酒开瓶后保质期只有 3 天左右，如果像泡腊八蒜那样泡洋葱，恐怕会适得其反；第三，对于痛风、肾衰、尿毒症、白血病和肝硬化等患者，我们是不建议饮酒的，而这些人群里有一部分同时患有心血管疾病。

很多所谓的保健良方都是大家互相推荐，传播过程中免不了添油加醋。我一直认为，没经过科学的方法验证确认其长期疗效和安全性，切不可将其等同于药物。

扔掉动物油吗？

动物油确实含有大量的"饱和脂肪酸"，而植物油特别是橄榄油则含有更多的"不饱和脂肪酸"，少吃动物油多吃植物油对心血管健康有利。这里强调"少吃"，是因为平时炒菜多半放了动物肉，已经提供了足量的动物油，也就无需额外添加了。但是要辨证地看待这一问题，因为只吃植物油的人也不一定保证会健康长寿，更不能保证永远不得心血管疾病，毕竟全素食人群中也有一定比例的高血脂和冠心病等。

另外，植物油的稳定性比动物油差不少，受高温影响容易自动氧化生成过氧化物。太多的过氧化物不仅对心血管健康不利，还容易滋生脂褐素——老年斑！如果一个人长时间偏食植物油，人体在脂质代谢机能的驱使下，还会选择性地促使糖和蛋白质转化为脂肪，反而诱发继发性高脂血症。可见扔掉动物油，只吃植物油也不可取。

养生保健忌讳非左即右，重要的是保持营养物质的平衡。所以，我们日常饮食中要以植物油为主动物油（主要来自家禽的肉）为辅。同时，大家在烹制方式上也要有所区分。首先我个人不赞成吃太多的油炸食品，如果一定要吃或丰富口感等，那么煎炒油炸选动物油较合理，蒸煮凉拌肯定首选植物油了。

○ 聊一聊 ○

血脂如何调理，该不该吃药，偏方能不能信……这些问题都需要具体情况具体分析。如果患者没有心梗、脑缺血、冠心病，颈动脉检查也没有软斑等情况，血脂也只比正常值高一点，那么我会建议先进行严格的生活方式改善，如3个月后仍高或无法改变目前的生活方式，那就需要长期的药物治疗了。

前面提到的王女士本身健康状况良好，尽管血脂高了一点，若能保持适当运动、饮食清淡而使血脂降至正常水平，也就无需吃药。只可惜此次来医院前由于进食而未能空腹抽血，因此，不能妄下结论。如果再次复查血脂能降到正常范围内，那她目前就真的不需要再吃降脂药了。当然，必要的检查还是要有的，所以，我嘱咐王女士每半年到一年复查一次血脂，必要时进行心脑血管有无动脉粥样硬化的相关筛查。

Chapter 3

血糖

血管的甜蜜杀手

这是我最糟糕的一个病例

心里有阳光，看哪里都是灿烂的！

　　偶然间读到微信朋友圈里的一篇美文《爱情本是一个不老不死的英雄梦想》，结果第一时间误看成"爱情本是一个老不死的英雄梦想"，好心情瞬间全无，回过神来才发现原来是自己眼神不好。

　　看来谁也不能保证每件事情都看得准做得对。只是如果是普通的事，我们大可以说"知错能改，善莫大焉"，可是换成医生就没那么简单了。医生面对的是患者，一次微小的错误可能要付出整个生命做代价！因此，我又想起多年前参加某学术会，组委会给我的命题是"我最糟糕的一个病例"。接到任务后辗转反侧，同事建议我"这不是什么光彩的事"就推掉吧。可后来我仔细想，做医生的哪有没误诊、漏诊的经历，只要能够吃一堑长一智，即使被看成反面教材也能警醒后人呐！

　　这个病例的主角是一位 50 岁的女性糖尿病患者，因突发心梗入抢救室抢救。"糟糕"之处在于早前已经有了多次征兆，无奈我当时才疏学浅，以为是更年期或神经官能症未能及时发现，由于误诊耽搁了最佳抢救时机而发展成了大面积心肌梗死并发生了急性心力衰竭。大家就此会问"为什么糖尿病患者发生心梗容易误诊？糖尿病合并心梗的患者又有什么特殊表现？

2/3 的心梗患者同时患有糖尿病？！

经过医学专家们多年对糖尿病的深入研究，以及对整个心血管领域的广泛认知，已经证实糖尿病就是引发心血管事件的重要危害因素之一！

与吸烟、高血压和高脂血症等危险因素相比，糖尿病最为低调也最易被忽略。来自北京地区心梗方面的临床调研项目，统计发现有 2/3 的心梗患者或多或少存在糖尿病。其中很大一部分可以诊断为糖尿病，小部分则是糖耐量异常。

糖尿病是冠心病的"等危症"，也就是说即便糖尿病患者没有冠心病，未来发生主要心血管事件的概率也跟患有冠心病患者一样，某种意义上说，得了糖尿病就等于得了冠心病。当然，糖尿病还可以跟其他危险因素"联合作战"，破坏体内健康血管内皮的功能和完整性，同时也让血脂，特别是那些"坏胆固醇"侵入内皮形成动脉粥样斑块。打个比方，就像一个新水龙头（血管），开始它的内面光滑、完整，水流非常通畅。但是由于水质不好（糖尿病、高血脂等）长年累月地侵蚀，导致水管内皮不可避免地长水垢，日积月累致水管完全堵塞——在心脏的血管发生，就直接导致心梗爆发了。

糖尿病和心血管疾病是"难兄难弟"

糖尿病患者由于神经病变，特别是神经末梢病变，会逐渐丧失疼痛敏感性。以至发生了严重的心肌缺血也只能感受到轻微疼痛，更有甚者毫无知觉！临床上糖尿病性心梗患者中约有一半是无痛的，另外还有很多患者描述不清，比如仅仅有胸闷、恶心、呕吐、心悸、眩晕和乏力等非特异性症状。所以说这种"无痛性心梗"极易误诊也是有"道理"的。

当然，纵使糖尿病性心梗伪装得彻底难辨真伪，也总会留下一些蛛丝马迹。

首先，此类心梗起病多突然，如因为争吵、情绪激动、呼吸道感染、手术创伤等各种应激因素而引发心律失常、心衰或休克；其次，糖尿病本身影响了支配心脏的自主神经系统，使得心脏神经功能紊乱而发病。因此，糖友在休息状

态下一旦心率 > 90 次 / 分钟，就要高度怀疑自主神经功能紊乱的情况；第三，糖尿病患者从卧位或坐位站立时，如果收缩压下降 > 30mmHg 或舒张压下降 > 20mmHg，同时伴有头晕、大汗、心慌、视觉模糊等症状，就要注意防治低血压以避免心梗。

哪里跌倒哪里爬起，下不为例

从发病机理上来看，糖尿病被唤作"胰岛素抵抗或高胰岛素血症"似乎更科学，当然结果是相同的——血液中葡萄糖摄取和利用效率下降，引发高血压和脂质代谢异常。所以说针对糖尿病患者的"降脂治疗"非常关键，且要比正常人更为严格！一般来说 LDL-C 需要控制在 2.0mmol/L（100mg/dL）以下。如果该患者同时存在高血压、吸烟及早发冠心病家族史，LDL-C 要求更低，需 < 70mg/dL。

如何预防糖尿病性心梗？患者就诊时要记得测血糖、血压，如果是年纪较大的患者，还应定期进行心电图及运动平板检查，必要时做冠脉螺旋 CT 和（或）冠脉造影检查。主治医生应当加强对糖尿病性心梗的认识，特别是那些重度糖尿病患者，不应当只满足某一突出症状和体征。一旦发现可疑病例要特别留心，及时检查心电图和心肌酶谱等。

国际糖尿病联盟曾指出：糖尿病患者预防心梗需驾好"四驾马车"——饮食、运动、药物和病情监测。也就是说糖尿病患者要尽可能避免高脂饮食、多喝水，适当参加运动（但要避免劳累），平时精神放松并理性看待病情，降脂药和降糖药及时跟进，病情严重的患者要加强监测。相信只要医患双方携手，类似文章开头的误诊还是能在很大程度上避免的。

○ 聊一聊 ○

　　糖尿病属于内分泌范畴,心梗属于心血管范畴,但是人是一个整体。所以,我们需要从点到面、由整及细地看待问题。只有全面控制好危险因素,充分提高对病情的认识和监测,才能真正守护好我们的患者。

　　医学这个专业很特殊,需要天赋和经验,更需要勇气和担当。在医学世界里,有无数的情有可原,也有诸多的不可原谅。非常庆幸这位患者最终被挽救回来,那几天的紧张、自责和患者家属给予的理解也确实给我上了一课。有些错误还不至于万劫不复,知错能改、触类旁通,造福的将是千千万万的后来人。

糖尿病也是一种心血管疾病，得治！

人一生都要努力学习两门课程，一是如何在痛苦中维持体面和平静；二是如何在独处时获得欢乐和尊严。

"糖尿病也是一种心血管疾病"这个观点，早在上世纪90年代就被美国心脏协会提出来了。

糖尿病与心血管疾病分属不同系统，致病机理也不相同。糖尿病是一种糖代谢紊乱性疾病，其并发症让人谈"糖"色变；而心血管疾病则主要集中在了心脏和血管两方面。二者看似区别明显，实则联系紧密，以至于我们有理由把糖尿病直接看做是心血管疾病（其实还远不止此）。

糖尿病患者何其多，你又了解多少？

今天就与大家一起分享糖尿病与心血管疾病的一些重要常识。

我国的糖尿病患者超过1亿

糖尿病有"一高、一重和两低"的特点：发病率高、经济负担重、诊断率低和血糖达标率低。研究显示，在20岁以上的成年人群中，年龄标化的糖尿病患病率高达9.7%。比较让人担心的是，这其中有六成以上的人并不知晓自己已经患有糖尿病，也就更谈不上在患病早期就进行有效的治疗了，所以说加强预防和筛查是非常关键的。

糖尿病是心血管疾病的"等危症"

"等危症"这个概念在很早的时候就被专家们提出来了，其主要含义是指：不同类别的疾病最终引发了相同的结局。换言之，糖尿病也是可以引发心血管疾病的。

为什么呢？首先，我们能在糖尿病患者身上找到与心血管疾病相关的几乎所有的危险因素，如高血糖、血脂代谢紊乱、高血压和高血黏度等。临床实践证明，只要患者确诊为糖尿病，即使暂时没有心血管方面的问题，他在10年内发生心血管疾病事件的概率将等同于无糖尿病的冠心病患者。通俗地说就是，只要得了糖尿病，迟早也会得冠心病。

比较糟糕的情况还在于临床上的糖尿病患者常常同时伴有心血管疾病，很大程度上加快了动脉粥样硬化性心脏病、中风、肾病及视网膜病变的危险性及进程。临床研究显示，在确诊的糖尿病患者中，有超过70%的患者最终因为心梗死亡！

糖尿病如何影响心血管系统？

糖尿病的最可怕之处是"并发症"，如糖尿病足病、糖尿病肾病和糖尿病眼病等，而首当其冲的是糖尿病血管病变。夸张点说，糖尿病患者的血管是泡在糖水（血糖含量很高的血液）之中，患者血糖越高、高血糖时间持续越长，血管受到的侵害也就越严重。形象地说就像外婆腌菜一样，血管会渐渐脱水失活。

糖尿病患者一旦合并了高血压，二者"狼狈为奸"对心血管系统产生更大的危害，心梗和脑梗等意外的风险呈几何倍数增高！糖尿病和高血压共存的发病基础是"胰岛素抵抗"——各种原因导致胰岛素无法发挥降糖作用。当血糖迟迟不能有效控制，机体为了代偿只好吸收大量的水、钠以"稀释"血液，其结果将是进一步推动血压的升高。

糖尿病合并高血压时，往往会有较为特殊的表现，比如只有收缩压升高，舒张压正常或偏低；站着时血压趋于正常，躺下测量血压就偏低；晚上睡觉时血压升高，起床后会因为血压偏低而出现头晕。

为什么糖尿病患者还要降压、降脂？

糖尿病患者的注意力大都放在降糖上，其实降压治疗同样重要。而且无论糖尿病患者是否伴有明显的高血压，一定程度上的降压治疗均可降低发生心脏和肾脏疾病的风险。

糖尿病患者的血压控制要求很严格，最好将血压控制在130/80mmHg以下。另外在服降压药期间，还应当每周量一次血压（必要时多量几次），并根据实际情况及时调整用药剂量。

降压药的选择上首推血管紧张素转换酶抑制剂（普利类）或血管紧张素受体拮抗剂（沙坦类），其次可选用钙通道阻滞剂（地平类）；糖尿病患者若合并心动过速，则可选用 β 受体阻滞剂（洛尔类）；难治性、顽固性高血压或老年收缩期高血压常需加用利尿剂等。

糖尿病患者冠心病的发病率显著增高，因此，及时的调脂必不可少。如 40 岁以上的糖尿病患者，其 LDL-C（坏胆固醇）超过 2.6mmol/L 就是高危患者，就需要他汀类药物的治疗了。

○ 聊一聊

说到"寿终正寝"，大家总会拿来形容那些尽享天伦之乐后"老死"的人，最好还是睡着睡着驾鹤西去。这样一来患者自己承受的痛苦少，家人的精神负担也更小。临床上有很多"假"寿终正寝的情况，比如有些高龄糖尿病患者虽然控糖很到位，但是他们的心血管系统已经伤痕累累，部分患者正是在夜里睡觉时发生了心梗或脑梗去世的。

糖尿病在致病机理上与心血管疾病确实存在"剪不断理还乱"的关系，所以，我们大可把糖尿病看成心血管疾病，管理好自己的体重，及时检测血脂、血糖和血压，并有针对性地用药治疗。

为自己的血糖做主，难吗？

> 我们这个世界，从不会给一个伤心的落伍者颁发奖牌。

在心内科门诊上经常会碰到糖尿病患者，很多人对于血糖监测心存疑虑。谈论起这个话题，我发现无论患者还是家属，常常因为一些认知上的误区导致事倍功半，甚至耽误治疗时机。

拿到血糖化验单，那么多名称和数据，你知道代表什么吗？

为什么血糖监测很重要？

在糖尿病的日常管理中，血糖监测是重中之重。指标的任何变化，都提示我们应想到代谢情况的异动。我们通过有效的监控病情变化，得以及时调整治疗方案。

血糖的监测指标主要包括：糖化血红蛋白、血糖和尿糖等，各自有着不同的含义。血糖是从饮食中分解而来的单糖（葡萄糖），测试结果反映的是当下的血糖水平；糖化血红蛋白反映的是患者近 2 ~ 3 个月的平均血糖水平；尿糖，也就是测试尿液中的含糖量。正常健康人尿液中含糖量极少。

对于做过支架手术的糖尿病患者来说，最重要的评估指标是"糖化血红蛋白"。该测量值往往因为不同的仪器测定而出现波动，总体上确保控制目标小于 7% 即可。在糖尿病患者决定治疗方案前，应每 3 个月监测一次，对照几次结果再做具体的治疗。治疗达标后可适当放宽至每半年检查一次。

糖化血红蛋白监测不是万能的

尽管糖尿病患者的关注焦点是"糖化血红蛋白"，但是糖化血红蛋白不是万能的，它和血糖监测有不同的用途，二者应该结合起来运用。

假如某一次监测发现血糖升高，而糖化血红蛋白正常，说明近 2 ~ 3 个月平均血糖控制还可以；假如单次血糖正常，而糖化血红蛋白明显升高，则说明近 2 ~ 3 个月血糖控制得不够好。

然而现实中很多糖尿病患者因为过往疾病的关系，多被要求注重监测糖化血红蛋白，下意识地忽略血糖监测。实际上前者无法反映血糖波动的情况，故而不能代替日常的血糖监测。尤其当患者感到不舒服时，还是要快速监测一下血糖。

采血时挤压手指

测血糖就需要采血，很多人以为采血就是字面上"抽血"那么简单，其实不然，我们也是有非常严格的规定。正确的采血方法是：采血前将手臂下垂 10 ~ 15 秒，待指尖充血后，在左手无名指指尖两侧皮肤较薄处扎针，让血慢慢溢出。

有正规的，就有不正规的。比如有些人为了加快速率，会用力挤压扎针的部位，实际上这么做会导致测量结果偏低；再比如，扎手指前用消毒酒精擦拭皮肤，没有等完全挥发就开始抽血，或者一次采血量过少等，这些也会导致最终的监测结果偏低。

测量前盲目停药

糖尿病患者无论是检查空腹血糖还是餐后血糖，检查前都应该正常吃药。很多患者盘算着通过测量停药后的血糖值来验证药效，其实这并不奏效。因为血糖监测的目的就是为了明确患者在药物治疗后的血糖控制情况，擅自停药显然不能准确反映患者的真实病情，而且还会干扰医生的判断，严重者更会因为血糖波动而加重病情。

采血时间把握不准

现在医院门诊的号不是很好挂，即使做检查也一样要排起长队。很多时候还会有老年患者因为坐车、行动不便等原因，快到中午了才进行血糖监测。那么问题就来了，饿了一上午，此时的空腹血糖数值还有参考价值吗？

严格来讲，空腹血糖反映的是患者"基础胰岛素分泌水平"。理论上只有过夜禁食 8 ~ 12 小时，并于次日早晨 8 点前采血所测得的血糖才算空腹血糖。如果空腹时间过长，势必引起体内各种激素发生变化，此时所测数值显然不标准。

血糖监测跟着感觉走

包括常人在内，都有一种"不舒服了再看医生"的习惯。糖尿病患者也如此，他们一般会根据自己的切身感受，如出现多尿、视力模糊和口干舌燥等症状后才到医院。实际上这么做还是有一定风险的，因为有些患者血糖很高，但是症状不明显。这类患者如果没能及时通过测量血糖来制定必要的诊疗方案，高血糖状态很有可能演变成严重的并发症。

○ 聊一聊 ○

外出讲课或参加义诊活动，总能碰到一些老人问心血管疾病以外的问题，像糖尿病、骨质疏松、神经衰弱和其他一些常见病等。这其中关注最多的，大概就是糖尿病方面的话题了。

血糖监测既是治疗糖尿病必不可少的步骤，也是心血管领域的重点之一。因为监测血糖做得到位，可以帮助医患双方了解血糖控制得是否理想，有无发生低血糖的情况等。同时也给改善生活习惯和药物治疗是否有效予以佐证，最终为调整饮食和用药提供真实依据。

苹果有糖心，人也会得"糖心病"

> 成长的路上，可以忘掉失败，但是不能忘记教训。

北京医院向来是老年人的"常驻地"，但是上周连续收了几个青年患者，让习惯与老人打交道的我们吃了一惊。

比如这位年仅 37 岁的患者，虽然有 10 年的糖尿病史，但是因为非常注重糖尿病的控制，所以平素的身体状态非常好，甚至经常参与单位的篮球友谊赛。可就在一周前常规的糖尿病随访中，医生为他做心电图检查时意外发现了异常 Q 波（提示存在心肌梗死），超声心动图则检测到左室前壁基本上不运动，射血分数也只有 40%（常规应在 60% 以上），医生建议他立即去大医院做冠脉造影以诊断治疗。

出于信任他来到了我们北京医院，随后的造影中发现他的前降支近段几乎百分之百闭塞，情况危急！遂立即植入两枚支架。庆幸的是，这个猝死的高危患者被及时发现并妥善治疗了。查房时他问起来：我得的是糖尿病，怎么心脏会出问题？之前也没察觉出来，居然这么重？！

问题来了：糖尿病真的会引起心脏病吗？

什么是"糖心病"？

苹果有糖心的，心脏也有糖心的？当然这是形象比喻，不过我们确实习惯把糖尿病性心脏病叫做"糖心病"，意在阐明这种心脏病是因"糖"而起的。

　　糖尿病患者中，大概有 70% ~ 80% 最后死于心血管疾病，"糖心病"是其中最重要的表现形式之一。临床上讲的"糖心病"还可以继续细分为糖尿病性冠心病、糖尿病性心肌病、糖尿病自主神经病变等。

　　我们之前就讲过，糖尿病是冠心病的等危症，人一旦得了糖尿病，迟早也会得心血管疾病。事实也如此，糖尿病患者的冠状动脉、肾动脉、脑动脉和周围动脉等，较之正常人存在更为严重和弥漫的病变，进而可能造成更多的溃疡、斑块和血栓。其后果就是明显加快患者动脉粥样硬化的进程。

　　所以，糖尿病患者更容易罹患心脏病，甚至于很多糖尿病患者在确诊糖尿病前就存在冠心病了。

为什么糖尿病会引发心脏病？

　　单看糖尿病和心脏病，二者似乎没有什么必然联系。但是糖尿病患者长时间处于"慢性高血糖"状态，为心脏病的发生和发展提供了温床。当然，从最初的危险因素的产生，到最后心脏病的确诊，还需要长时间、复杂的病理演变。

　　糖尿病患者早早启动了体内"胰岛素抵抗"的按钮，使得"高血糖"成为常态。而这种状态还会引发脂肪和蛋白质的代谢异常，其中的"糖化过程"又进一步稳固了糖尿病患者的"高血糖"。

　　血液一直处于高血糖的状态是有很大危害的，其中之一就是血管内壁"氧化损害"，损害积小成多后可形成动脉粥样硬化。如果病情进一步恶化，就会使得所供血的相应器官缺血、缺氧产生更严重的病变。当病变阻塞在冠状动脉时即会引起冠心病，也就是糖尿病性冠心病。

　　当然还有其他致病因素，比如高血压、血液流变学异常等。

"糖心病"有什么特点？

　　● 体位性低血压　健康人无论坐立行走，机体都会根据实际情况来调整血液供给，以尽最大限度维持血压平衡。而糖心病患者因为植物神经受损，血管张力无法有效调节，自然就无法合理及时地舒张和收缩。所以当患者从卧位突然起立时，会出现一过性收缩压下降（收缩压下降 > 30mmHg，舒张压下降 > 20 mmHg），伴随而来的是头昏、眼花、出汗，甚至晕厥。

● 静息时心跳加快　人的心脏受交感神经和副交感神经共同支配，其中交感神经能使心率加快，副交感神经正好相反。糖心病患者因为副交感神经受损，导致交感神经异常兴奋，所以心率"额外的快"，而且这种"快"比较固定，也就是说即使患者静卧休息也一样很快（一般可达90次/分钟，严重者130次/分钟）。

● 毫无征兆的心肌梗死　心肌梗死的诱因主要是心肌缺血、缺氧，心梗发作时患者会产生明显的痛感。有患者形容这种痛"像刀绞一样"，可见是非常难受的。然而糖心病患者存在自主神经病变，一定程度上削弱了心脏痛觉传入神经的功能，所以当心肌梗死发作时反而感觉不到明显的痛楚。有些人会说"不痛"是好事啊，也就不用遭罪了。其实不然，因为缺少了疼痛的预警，患者极容易因此而漏诊、误诊。

○ 聊一聊

　　在心脏病患者群体中，50岁以上的中老年人是主力大军，而糖心病患者明显更年轻，早早进入治病养病的状态。所以也就需要糖尿病患者积极预防疾病的发展，平常多注重血糖控制、血压控制，平时饮食要清淡，戒烟戒酒，适当加强体育锻炼。另外，糖心病患者还要定期到医院做心电图，最好能做一个冠脉CT或造影检查以评估有无冠心病，如果发现疑似心脏病的苗头，要抓紧时间进行治疗。

"糖友"降压，用药不能厚此薄彼

　　有人说除了健康，自己什么都把握不了，我说就连健康最后也要"完璧归赵"。每个人都是历史长河中的一粟，短暂地走过。但是路是自己选的，要么留下浓墨重彩的一笔，要么做一些自己喜欢又有益于社会的事。短暂但精彩！

　　如果一个人同时患有两种甚至多种疾病，吃药就变成了一门学问。疾病无时无刻不在变化，所以，如果能够同时治疗自然最好。只是这样一来，用药就比较讲究了。毕竟顾此失彼肯定不可取，厚此薄彼也很难达到最满意的效果。

　　就像那些既有高血压，又有糖尿病的患者，如果用药不够精准的话，往往摁下葫芦起来瓢——血压降下来而血糖更严重了，或者说血糖达标了而血压下不来了。

　　毫无疑问，因为糖尿病和高血压都是冠心病的重要危险因素，一旦确诊就要双管齐下严格服药，而且还有一点在于要选择相互干扰少的药。

早诊早治以单药降压开头

　　任何问题，越早解决越容易解决，俗称"扼杀在摇篮当中"。对于疾病也是如此，我一直推崇早诊早治。无论是糖尿病患者还是高血压患者，抑或兼而有之，都应当在发病初期就进行干预，即使不能彻底治愈，也可以延缓病情恶化的进程。

因此，患者要加强血糖和血压的监测，当发现有不正常的情况时及早到医院治疗。

很多糖尿病患者因为监测病情比较及时，所以能在糖尿病初期且血压不是很高时得以治疗，此时用药相对简单，一般只选择某一种降压药即可有效降压。

常用降压药主要包含以下 6 种，具体会根据患者自身的特点选择对症的降压药：利尿剂、β 受体阻滞剂、钙通道阻滞剂、血管紧张素转换酶抑制剂（ACEI）、血管紧张素受体拮抗剂（ARB）、α 受体阻滞剂。在具体的选药上，除非患者有特殊要求，否则我们首推血管紧张素转换酶抑制剂（普利类）或血管紧张素受体拮抗剂（沙坦类），其次可选用钙通道阻滞剂（地平类）。

用药应以长效药为主

治病跟做事情一样，甚至更要精打细算，患者"多快好省"。这对我们一生来说是有一定考验的，意味着我们要用最简便的方式，花最小的代价，获得最持久和满意的疗效。毕竟现实中确实有相当数量的高血压患者会经常抱怨：我实在无法忍受每天像吃饭一样吃药了，一大把一大把地吃，难道就没有吃一次就能撑一天的药么？

对于患者的意见，甚至是不满，我是完全能够理解的，而且我也希望能够找到这样的药方。但是高血压用药确实存在特殊性，比如有些短效降压药，药力维持时间只有 5～6 个小时。假如让糖尿病患者选择这样的降压药，每天就得服用 3 次，想来一般人也难以长久地坚持下去。好在药物研究也有发展，有"长效降压药"供我们选择，常用的有如雷米普利、培哚普利、替米沙坦、氯沙坦钾、氨氯地平、硝苯地平控释片等，这些药大都一天只需服用一次，就可以较长时间控制好血压的水平。

必要时需联合用药

如前文所述，糖尿病与高血压同时发生于一位患者身上，可能会增加疾病控制的难度。比如临床上常有一些糖尿病患者血压波动比较大，单独服用某一种降压药效果确实一般，此时我们就要考虑两种或两种以上的降压药联合使用（小剂量）。

最常见的是"绑定"血管紧张素转换酶抑制剂或血管紧张素受体拮抗剂为基础用药，再配合其他降压药。从目前的临床观察来看，这种联合用药的疗效还是不错的，且在一定程度上减少了不良反应。患者因为免去了一日多次服药的麻烦，也基本能够遵医嘱。

糖尿病患者的"禁药"

有些降压药在一般的高血压患者身上效果不错，但是对于某些"特殊"的患者群而言就成了禁药。比如说大剂量利尿剂就不是特别适用于糖尿病患者，再比如强利尿剂（呋塞米、利尿酸、丁苯胺酸等），用药后可能会升高血糖，这对糖尿病患者而言是大忌，因此，一般不建议长期使用（但对于心功能不全的患者则需权衡利弊，毕竟心脏健康的意义更大）。

中效噻嗪类利尿剂因为能使胰岛素分泌减少，所以最好采用小剂量使用。过去认为利尿剂降压药如"双氢克尿噻"，影响血脂和血糖的正常代谢，而现在发现每天"6.25 ～ 12.5mg"小剂量应用时，能够降低心血管意外的发生率。这也说明药物的研究也是不断进展的，过去认识不到位，甚至不准确的，现在可能都有了新的用武之地，遂对我们医务工作者也提出了较高的要求。

另外，β 受体阻滞药（洛尔或洛克类）可导致内源性胰岛素分泌障碍，并在一定程度上掩盖患者的低血糖临床症状，因此，一般不作为首选用药。如果糖尿病患者确因血压高、心率快而必须使用时，也只推荐小剂量使用 β₁ 受体阻滞剂，避免应用 β₂ 受体阻滞剂。但劳力型心绞痛、心梗或心功能不全患者，如无哮喘等禁忌证时则需要常规应用，而且要逐步增加剂量直到靶剂量或靶目标。

　　总而言之，糖尿病伴随高血压很常见，但是不同的患者病情有轻重缓急，差异很大，因此，降压目标也不一样。比如有些患者的肾功能并未受损，血压调理至 140/90mmHg 以下即可；如果已经出现大量蛋白尿，血压就需要控制在 130/80mmHg 以下。所以，如何选择降压药不能人云亦云或简单地对号入座，还需听从专科医生的实际判断。

Chapter 4

血压

加速肾脏衰老

总统的"离世"与高血压的"新生"

> 乐观是一首激昂优美的进行曲，时刻鼓舞着有心的人向事业的大路勇猛前进。

医学发展到现在，任何一种叫得出口的疾病，其认知与攻克都经过了 n 代人秣马厉兵式的探索与实验，如同一趟充满千奇百怪的长途旅行，从出发点到目的地没有九九八十一难都难说自己取得了真经。而这期间不仅有大量的学者、专家前仆后继，不少人类的朋友——马、羊、兔、狗等也是兢兢业业、身体力行，可见想不精彩都是很困难的。

高血压——如今人尽皆知的常见慢性病，当初世人对它的认识历程可谓是波澜壮阔、离奇曲折。

高血压有着非常悠久的历史，人们很早之前就意识到了"血压高"这种情况。但是从认识高血压到辨明高血压的具体病理影响及临床意义却耗费了很多年，这主要是得益于期间发生的多起惊天动地的"大事件"，间接促成了高血压研究的进步。关于血压计的发展史，应该说测量工具的不断进步，对研究该疾病本身有着巨大的推动作用，但是真正让人们对高血压"刮目相看"的则是"伟人的逝世"。

我们从头说起吧。

最早有高血压"暗示"的文章来自于几千年之前的《黄帝内经》：咸者，脉弦也。翻译成白话文就是"常吃咸的人，血压要更高一些"。当时的郎中肯定不知道"高血压"这回事,记录的应该只是一些普遍的现象,也没有把"脉弦"当做是一种疾病。

　　第一篇西方学者论述"盐与高血压"关系的论文发表于 1904 年,较之《黄帝内经》似乎晚了不少。不过,英国的理查德·伯瑞特虽然没有正式发文,但是早在 1827 年就提出了"肾病理论",证实高血压与肾病之间的关联,也至少说明在当时,医生们已经发现了高血压能够累及人体器官的事实。随着研究的不断深入,到 1914 年美国的费希尔已经明确指出了血压水平与人类过早死亡的关系。

　　就这样过了多年之后,世人终于开始郑重其事地琢磨"高血压"了。有些可惜的是人们虽然较早了解到高血压的存在,却始终未能明确高血压的具体危害。医学专家们普遍认为血压的升高不过是机体正常代偿的表现,非但不用治疗,还要想方设法保护这种在当时颇受肯定的"保护性反应",结果可想而知。稍显可怕的是这一观念一直持续到上世纪中后期!

　　高血压研究的真正转折点出现在 1945 年。时任美国总统罗斯福因脑出血于 4 月 12 日猝死,享年 63 岁!消息传来人们很是惊诧,不约而同地询问着:健康的总统为什么会猝死?!回答这个问题要翻看总体的体检表:官方披露自 1935 年开始,罗斯福总统的血压就节节攀升,并从最初的 136/78mmHg 升至为两年后的 162/98mmHg。1944 年竞选总统时血压达到 200/105mmHg,最高时为 260/150mmHg!心电图显示罗斯福的心脏肥大,尿蛋白也越来越严重。用现在的理论很好解释:高血压导致了多个脏器的损害。

　　总统有高血压为什么不治疗呢?

　　当时人们把良性的高血压定义为血压 ≤ 210/100mmHg,所以只要不超过该标准都属"正常"。因此,不难想象当时罗斯福总统的血压高到"呼之欲出",保健医生仍就没有给予降压治疗,甚至有报道称总统当时被诊断为伤风感冒……呜呼哀哉,一代英豪就这样与世长辞!

　　"意外"还在不断发生。随后十几年来,前苏联总统斯大林和英国首相丘吉尔也相继被类似的疾病夺走生命。总统们的英年早逝,迫使人们重新审视高血压。为此,美国颁布了国家心脏法案,成立国家心脏研究所。至此,心血管乃至整个医学史上最知名的研究之一：Framingham 研究闪亮登场！该研究最大的焦点在于推翻之前的论调，初步将高血压定义为血压 ≥ 160/95mmHg。

终于，高血压退去了"保护性反应"的面纱。随着人群血压分布及血压与心血管疾病关系的流行病学和临床研究的不断进步，人们对高血压的认识也越来越清晰——现今理想血压确定为 < 120/80mmHg。

○ 聊一聊 ○

　　鉴往知来，温故知新。科学有时候很深奥，任你费尽心机也不得其所，有时候却简单得像一层窗户纸。只是在一定历史时期之内，受限于当时的知识、认知水平，任何人都不可能享有预知科技红利的特权。除了日复一日的研究，只能等待。如今我们对高血压的研究已经非常深入了，但是仍有很多待开垦的未知数。所以，有人如此形容医学：这个行业需要科学，需要艺术，需要革新，需要追求，也需要谦卑，但它的奇妙之处在于——它最需要你的参与！

肾与高血压之间的是是非非

> 绝路的转角处可能就是希望，美好的梦想大都隐藏在
> 心中，而路就在脚下。

高血压很普遍，男女老少都有可能罹患高血压。关于高血压的治疗，用药和改善生活习惯缺一不可，而不同人群的治疗结果也是千差万别。比如有些人的高血压异常顽固，需要终身服药控制；而有些人的高血压在找准病因后及时治疗，就能够明显改善或治愈。对于前者，我们只能尽力而为；而后者则提示我们还是有希望的，我们也把这类有"希望"的高血压称作为"继发性高血压"。

继发性高血压的病因有多种，常见的如肾脏疾病、内分泌疾病和睡眠呼吸暂停综合证等。只不过这些病因往往隐匿得比较到位，不仅患者自己容易疏忽大意，在临床上也经常出现延误诊断时机的情况。今天我们就一起聊聊肾病与高血压之间的是与非。

肾病引发了高血压

王先生今年 35 岁，多年从事体育锻炼，整个人无论从体格还是精气神来看，都是标准的"猛男"一枚。之前一个多月正值单位新业务攻关阶段，王先生废寝忘食忙得焦头烂额。业务竣工后王先生给自己放了小长假，准备好好休息放松一下。某天约了好友去打球，却因为腰酸乏力当了半天的看客。回家后叙述了当日

的情形，妻子和父母觉得可能身体出了点问题，就催促他到医院检查。最终王先生辗转到心内科，量血压时发现血压已经高到了 160/110mmHg。

由于王先生没有高血压家族史，也无其他特例，高血压高的有些意外。后来医生建议他到肾内科，经过相关的检查核实，确认王先生的高血压是由"慢性肾炎"引起的。

肾性高血压并不少

由肾脏疾病引起的高血压，在整个成人高血压群体中占比 3% 左右。而慢性肾炎患者中，合并高血压的情况更是超过七成。肾性高血压患者虽有高血压的症状，但是与肾病有关的各种表征少之又少，如浮肿、尿少、腰酸、尿痛等几乎一无所有，因此，非常容易漏诊误诊。好比健壮如王先生，压根也没想到是自己的肾出了问题。

为了防止漏网之鱼，医生在发现患者有高血压时，特别是青壮年，一定要检查小便常规，如有红细胞、白细胞或尿蛋白等，意味着可能存在肾脏病变，需要复查并进一步行相关的肾形态及功能检查，最好去肾脏专科门诊做更严谨的肾脏疾病评估。

肾病引起的高血压有哪些特点？

肾性高血压不容易查找，而且也很难将青壮年与肾病直接联系起来，所以临床上难免会有漏诊的情况出现。不过该病仍有一些可以捕捉的细枝末节供参考，如果能够留意还是可以尽早确诊的。肾性高血压的病史一般比较短，高血压发生紧急，多数患者无高血压家族史，服用降压药物疗效不确切等。其中青壮年高血压时要高度怀疑，既往血压平稳的老年人突发血压控制不佳，且伴有全身明显的动脉粥样硬化的表现时或乏力低钾时，也应当重点考虑。

若想确诊还需行腹部 CT 或核磁、核素肾功能动态显像，必要时要做肾动脉造影等。

高血压反过来也能"伤肾"

高血压长期失控能够引发血管硬化和冠心病，这一点大家应该比较熟知了，若要跟肾脏联系起来，很多人会觉得有些不可思议。其实高血压确实能够导致肾病，尤其是肾脏动脉硬化和肾动脉狭窄。这样带来的后果除了威胁肾脏健康外，还会让高血压更加难以控制。

众所周知，肾脏是人体非常重要的脏器，尤其在中医典籍里更是将其与心脏和大脑相提并论。肾脏的主要功能之一是生成尿液，机制也非常复杂，旨在排泄掉人体代谢的若干废物。如果人体长期处于高血压状态，动脉血管壁会产生损伤，进而演变成动脉硬化，最终阻碍正常的血液流入肾脏。肾脏不能及时排尿，人体内的废物也不能很好地清除，自身的病变也会越来越重。

肾与高血压互为因果

其实随着年龄的增加，即使没有其他疾病的影响，很多人也会出现高血压。同理在健康人群中，肾病的发病率也会随着年龄的增加而增加。只不过当高血压和肾病同时相遇时，患者的情况会更糟糕。临床上有很多患者因为降压治疗不及时，最终导致肾功能恶化。此时单纯药物治疗已经无济于事，只能进行血液透析替代治疗了。

所以那些新发现的高血压患者，一定要尽早到门诊检查，以明确是否存在重要的脏器病变。

夜间高血压的元凶竟是它！

一无所知的世界，走下去，才有惊喜。

　　李开复曾言："我们的一生可以说是用时间来换取才华，才华越来越多，时间越来越少。"诚然对于小富即安的大多数人来说，这话似乎放在竞争激烈的商圈更能引起共鸣。

　　没错，我也有一位商界的好朋友，一直用实际行动来论证李老师的箴言。

　　好友掌管所属公司四个大区的技术支持，每年要解决很多棘手的问题。他在他们那个领域内小有名气，出色的业绩也给他带来了巨大的经济回报。他是如此有才华，以至于时间也确实越来越少——每天只睡 4 个小时。

　　前些年一直都很顺利，但是好友最近偶有胸闷不舒服和情绪波动。为了调养身体不得已减免了些许工作量。增加睡眠的时间，效果却不尽如人意。一次公司例行检查竟发现有高血压！为此又到医院开了不少降压药来吃，然而血压仍反反复复，尤其夜间血压特别高。由于血压始终降不下来，好友妻子颇为苦恼。前些天二人来医院找我，希望能给调理一下。

　　经过询问得知高血压患者存在的情况，好友一样都不少，如经常性的头晕和注意力不集中，夜间血压忽高忽低。那么真的是药不对症吗？好友妻子的话露出端倪：先生的工作量虽然减少了，但是仍免不了隔三差五熬夜通宵。以前不怎么打鼾，现在却响声如雷，有时候甚至像被堵住一样没了呼吸。看着挺吓人的，不得已就推他几下，以至于有时候都把他吵醒了。

　　听完叙述，我大概心中有数了。初步确定导致好友夜间高血压的元凶并非降压药的问题，而是睡眠质量不佳，特别是有睡眠呼吸暂停综合征。好友在我的建议下去做了睡眠呼吸监测，发现确实存在低通气的情况，而且已经是中重度了。于是我建议他睡眠时佩戴面罩呼吸机，并且要戒烟、不喝浓茶和浓咖啡、不吃安眠药等。至于原来要服用的降压药，无需更换继续服用。

后来好友坚持治疗了近一个月，血压"奇迹"般地正常了。

SAS 挺可怕

其实所谓的奇迹，正是医学的复杂之处、多变之处！

先来看元凶——睡眠呼吸暂停综合征（SAS）。名词解释就是睡眠时呼吸停止造成的睡眠障碍，比较常见的原因是上呼吸道阻塞，打鼾是其表现形式而非病因。有时候人会在睡眠时突然地抽动，这也是其表现形式。SAS 较为普遍，相关研究统计出我国 40 岁以上人群中，SAS 发病率为 2% ~ 4%。其中未经治疗的 SAS 患者在 5 年内死亡率超过 10%！言外之意就是打鼾"打"死的也大有人在！

SAS 与高血压发病有高度的相关性。早在 2005 年进行的一项多中心研究结果就显示，"每小时 SAS+ 低通气的次数 >5"的患者中，高血压发病率显著升高。《中国心血管病报告 2016》里明确提到，SAS 已经成为继发性高血压的重要原因。我们在西部地区的调查中发现，一些地方因为 SAS 导致的高血压已经跃居致病因的第二位。SAS 患者因为睡眠过程中的堵塞无法通畅呼吸，致使患者长期处于缺氧的状态。记得我之前诊断过一位患者，她夜晚最长一次 SAS 长达 3 分钟之久！想想就很可怕！

缺氧要么把人憋醒，要么就是造成窒息。上述情况轻者引发植物神经紊乱和睡眠中断，睡眠质量下降后直接影响白天的状态；重者血氧含量降低，二氧化碳浓度升高，血液酸度也增加，交感神经系统过度兴奋。这些改变对人体是有害的，能够引发血管收缩和血管紧张素过度分泌等。久而久之，患者的血管内皮功能也开始紊乱，大量炎症因子异常分泌，血液开始处于高凝状态。后果就是引起夜间反复一过性高血压！

除了高血压，还有别的危害，比如糖代谢紊乱、性功能减退等。临床上因此来问诊的不在少数，也应当引起大家注意。

哪些人容易患 SAS 呢？

肥胖的人和呼吸道结构狭窄的人容易患 SAS，这从轰隆隆的打鼾声中也能看出一二。不过长期抽烟的人因为呼吸道受刺激水肿，也比较容易引发呼吸不畅。我这位好友不到 50 岁，工作重，应酬多，身体较胖且香烟不离嘴，难怪被 SAS 挑中！

在很多人眼中 SAS 不能称其为病。其实不然，如果确诊 SAS 还是要及早干预，开放呼吸道以保证正常通气。如果是因为咽部结构松弛、扁桃体肥大等引起，则考虑手术切除；肥胖的人则要锻炼减肥，爱抽烟的人争取戒烟。不过发展到中重度就得带呼吸机了。

好友目前通过呼吸机的治疗和改善生活方式，血压也得到了很好的控制，妻子复查时长舒一口气。

○ 聊一聊 ○

后来好友妻子又告诉我一个秘密，她睡觉也打鼾，她现在正怀二胎。我说首先要恭喜，预祝早生贵子。再者作为准孕妇，也要关注 SAS。因为孕妇的体重增长快、夜尿增多等，所以都更容易引起 SAS。而其带来的危害势必更严重，除了引发高血压，还能增加胰岛素抵抗，加重孕妇妊娠糖尿病，甚至危及胎儿的健康。

妻子听完后若有所思，我建议她到呼吸内科做检查，并且叮嘱她科学管理饮食和体重，尽量保持侧卧位睡眠，忌镇静类药物的服用等。希望平平安安等待宝宝的降临。

量血压，敢说你做的都对吗？

> 通过奋斗来谋求改善生活的行为，这也是值得尊敬的。

"天下事有难易乎？为之，则难者亦易矣；不为，则难者亦难矣。"如此深刻的总结即使放在量血压这种平常的工作中，也能体会到其中的哲理。我在门诊上会经常听到类似的问题："医生，为什么我在家量血压是正常的，到医院一量血压就高？""医生，我经常量血压，为什么读数差别那么大？"每次我都会反问："你确定真的会量血压吗？"

事实证明，很多时候我们的担心并不是多余的。虽然不少老人特别是高血压患者，他们在量血压这件事情上非常认真和勤快，但是由于不得其法而不能准确获得血压计数，甚至还会被不实数据所误导。今天我就跟大家讲讲如何精准地测量自己的血压。

量血压需要用到血压计，大家首先要选择符合计量标准的水银柱血压计，或者经过英国高血压协会（BHS）、美国医疗器械促进协会（AAMI）、欧盟高血压协会（ESH）验证的电子血压计。值得一提的是，家庭测量血压不建议使用腕式、手表式电子血压计等。

选准测量时间

人体的状态每时每刻都在发生或大或小的变化，所以要尽可能选择"稳态"时刻来量血压。推荐早晨起床后 1 个小时之内测量。早晨大家起床后先洗漱，排空膀胱和宿便，然后静息 5 ~ 15 分钟，接下来就可以量血压了，在此期间避免服药和进食。

对于有些患者来说，我还会根据其可能存在的血压波动，要求他在晚上睡前或午后、身体不舒服时也测量一下，以便了解血压是否全天候得到了有效的控制，以判断服用降压药的剂量、剂型和种类是否合适。另外，大家每次测量的时间点也尽量保持一致，这样误差会少很多。

端正姿势正确读数

量血压要争取做到"昂首挺胸"，身体不要向前倾斜，手掌自然向上平展，胳膊肘与心脏保持水平。测量血压时不能隔着衣服，要紧贴皮肤。袖带贴缚上臂，其下缘在肘弯上至少要漏出 2 厘米。特殊情况的患者可以选择卧位，诸如高龄老人、糖尿病患者及体位性低血压患者等，必要时再视情况加测站立位血压。

到底是左手还是右手？

人的左右手是有血压差的，通常情况下右手血压高于左手，但是也有不少例外的。这是人体生理解剖特性决定的，跟是不是左撇子无关。比较稳妥的做法是：首次量血压左右手各量一次，哪个高选哪个。比如右手比较高，那以后每次就量右手臂的血压。也就是说初次测血压的人，可以选择左、右臂的血压都测，以明确哪侧手臂血压较高。

血压测量“要”点

很多人在家测量与医院测量的血压数值往往不同，一般情况是后者偏高，多数是精神因素、情绪不稳等导致，或是存在“白大衣高血压”，因此，更凸显家庭测量血压的重要性和精准性。

在家测血压应确保周围环境安静、温度适宜。家庭测量血压时至少要重复1次，间隔2分钟。如果2次测量读数相差超过5mmHg，则要进行第3次测量，并取后2次读数比较接近的平均值。对于普通的高血压患者来说，无需每天都测量血压，一周2次即可。

高血压就像一个来者不拒的隐形杀手，从来都不会急于求成，总是在不经意间腐蚀人们的健康。在高血压初期，许多患者并没有什么症状表现，直到发病后再关注血压，可能已经错过了最佳诊疗时机。

正常人测量血压也是非常必要的。如果年龄不大，也没有高血压的家族史，每年体检时量血压即可；40岁以上的人群，量血压的频率就要相对高一点；假如有高血压家族史，同时生活习惯也不是很好，量血压就要更勤一点；如有头晕、头沉、头痛、后脖根子发硬、困倦、突然睡眠不好、打呼噜有突然的呼吸停止等异常情况，第一要务就是测血压，因为这是查询问题最简单有效的方法！

○ 聊一聊

真正的血压测量有严格要求，不是说“胳膊一伸，数据一出”就完事了，如果不能按照要求步骤来执行，相当一部分的数据就会失真，对于诊断高血压、评价高血压治疗效果来说就没有意义了。

读数知血压：早知晓、谨治疗、严控制

快乐和不快乐没有绝对的概念，真正的快乐是一种心
理感受，与财富、权利无关。

10月8日，是一年一度的全国高血压日。多地医疗机构举办义诊活动，相关
媒体也围绕高血压的防控现状录播节目。我参加了《夕阳红》健康节目，与朋友
们分享了自己的高血压防控经历：

"一直以来我的血压都偏低（90/60mmHg），随着年龄的增加近几年有
所增高，但是也基本维持在110/70mmHg的理想范围之内。这两年因为临床
工作及科研任务较重的缘故，很长一段时间没有关注自己的血压。有一次我
的朋友为其患有高血压的母亲买了一套非常先进的自动血压计，带来医院咨
询。我一连试了三次，发现我的血压达到了160/110mmHg！我立即认定该血
压计不准，建议他束之高阁。但随后的几天我在本院的仪器上反复测量，居
然结果如出一辙！

血压短时间内上升如此之高，也着实吓着我了。我赶紧吃上了两种降压药，
同时严格控制饮食并加强运动。很快血压就回到了110/70mmHg。我继续坚
持服药半年，血压一直很稳定，遂逐渐减药至停药了。现在我只要出现头昏、
头疼和眼眶发胀的苗头，我都会赶紧测血压。即使没有明显不舒服的时候，
也会定期监测。如今血压一直稳定在110/70mmHg左右，也让我长松了一口气。

我的亲身体验证明血压是很容易波动的，而且随着年龄的增长会越来越

高。但是因为高血压有时候并不会表现出特殊的症状，容易被忽略，因此，更需要大家正视和关注自己的血压。"

想来作为心内科医生的我都出现了高血压而不知，可见高血压防不胜防。因而也引出今天我要跟大家探讨的话题——高血压的知晓率、治疗率和控制率（三率）。我国高血压患者整体的知晓率和治疗率都不足三成，控制率更是只有6%！"三率"惨淡的数据到底意味着什么？有何指导意义？

知晓率

很多人以为该数据反映的是"知道高血压病理指标的人"在整个高血压人群中占到的比例（因为有些人确实对于血压正常值和高血压指标全然不知，而有些人非常清楚）。其实这是完全错误的理解，真正的"知晓率"是指：在调查前就知道自己患有高血压的"高血压患者"在整个高血压人群中的比例。

打个比方，100个高血压患者中只有25个人明确自己患有高血压，那么知晓率即为25%。放眼我国3亿多高血压患者，也就意味着有2亿多患者误以为自己的血压是正常的！这个数据的意义在于，能够切实反映高血压患者对自己病情轻重的了解程度。比率越低，患者参与治疗的可能性就越低，对于控制病情的发展也就越不利。现实中确实有3/4的高血压患者对自己身患高血压全然不知。一方面，高血压在初期症状不明显；另一方面，大多数医务人员也不会对非心血管专科患者主动量血压。因此，等到他们真正发现高血压病时，如身体不舒服、头晕、胸闷等，病情往往已经"更上一层楼"了。

需要特别说明的是，在偏远的农村和医疗条件相对薄弱的基层，大家对高血压的防治信息置若罔闻，很多人，甚至一些医务工作者对个中概念都不甚清晰，这些综合因素严重制约了我国高血压防治水平的提高。

治疗率

其定义为可被诊断为高血压的调查对象中，近两周内服降压药者的比例。不少人对于治疗率偏低有些不可思议——有病干嘛不治？！

实际上有病不治的大有人在，因为很多患者压根不知道自己有病，或者知道自己有病但是不认为已经病到必须要治的地步。前者正好跟知晓率相关，后者就是意识问题，甚至是常识问题了。

咱们国家的高血压患者确实够多，但是由于"是药三分毒"的理念根深蒂固，多数人都思忖着"能不吃就不吃"。所以，有高血压患者春天的时候按时服药，夏天的时候一查血压"正常"就完全停药，待到秋天再看血压上升了却不以为意，而冬天时有发晕迹象再去量血压已经爆表了。

有些高血压患者认为血压稍微高一点不碍事，实际上血压升高的危害显而易见，会对心、脑、肾靶器官造成慢性持续性损害，严重的可能引发脑卒中、心肌梗死和肾脏疾病。国内外众多研究和实践经验均证明，控制好血压可以保护靶器官并减少心脑血管疾病的发生。

虽然我也不完全否认"是药三分毒"，但是大家要对比吃药带来的"坏处"与停药带来的"坏处"。很显然吃药导致的"毒"是很有限的，而停药造成的血压波动及危害是比较明显的。即使高血压患者的血压确实比较稳定，也要在医生的密切监督下有节奏地减少药量或停药。

控制率

可理解为在整个高血压患者群体中，通过治疗血压控制在 140/90 mmHg 以下者的比例。事实是我国高血压患者的血压控制率"惨不忍睹"——只有 6%！这意味着每 100 个高血压患者中，经过治疗后只有 6 个患者把血压控制在了比较平稳的水平。可见我们对高血压的防治工作相当不奏效！

有一个严重心绞痛的 80 岁老年女性患者，主治医生诊治后准备为其做支架。

术前检查发现其患有严重的肾功能不全和贫血，经积极纠正贫血后，心绞痛也随之而去。会诊后大家非常确定她是因为长期高血压导致了肾功能严重受损；还有一位因房颤引发脑梗的患者，转到我们病房处理房颤。做完心脏彩超后发现房颤的诱因是左室肥厚和左房增大，而导致其心脏病变的根本原因正是高血压控制不力。这两位患者在接受我们询问的时候，都表示自己确实高血压多年，也一直坚持吃降压药，自认为血压已得到控制，而实际情况是血压长时间都处于较高的状态。

　　上述案例也充分说明，高血压的治疗不光要求有过程，还得看实际的效果。诸如这两位患者一直在吃降压药，但是血压却没有降下来，就使降压治疗带来的获益大打折扣了。

　　我国高血压控制率低有多方原因，比如前文提到了知晓率和治疗率都很低，这是首要影响因素。除外还有很多细节需要完善，仔细分析我国老龄化日趋严重，而高血压又是慢性病且跟年龄增长正相关；再者国民生活习惯等因素不容小觑，抽烟、喝大酒、吃咸、高脂肪摄入、熬夜和精神压力大等，都是高血压的危险因素。

　　着重要跟大家强调的是"合理用药"。正确的时间服用正确的、适量的降压药，患者要谨记医生的嘱托，不能轻易减药、加药、换药和停药。而患者年龄状态不同，选药也不尽相同。有些药要"整片"吞服，不可掰碎；有些药需在餐前1小时服用；老年人则要尽可能使用长效药，减少药物间相互作用的不良反应等。

○　聊一聊　○

　　平心而论，高血压的防治和健康教育工作主要在社区，这也是一个长期、系统的大工程，需要全社会共同关注和支持。虽然通过近十年的努力，我国的高血压高发病率、低控制率的趋势已经得到了改善。但是随着"银发浪潮"的汹涌而至，高血压防治形式仍十分严峻。

　　"路遥知马力"，为了大家的安康、家庭的美满，我们需携手共进！

老人降压，提高晚年生活质量

快乐不常有，贵在有心人。我们要学会在磨难中感悟快乐，在平凡中发现快乐，在曲折中找寻快乐。

我的一位 80 岁老患者读了一篇文章，因为不解拿给我看。文章列举了几年前《美国成人高血压管理指南（JNC8）》中的部分内容，指出"美国指南把老年人高血压控制标准放宽为 160/90mmHg"。如今他的疑虑很明显：我们国家的心内科医生对于降压太苛刻了，总想着让老年高血压患者的血压一降再降。既然美国都放宽标准了，我们是否也要改一改？我以前的治疗是不是"过度"了？

我的回答也比较直白：美国的指南我们一直在参照，你虽然已经 80 岁了，但是身体素质还不错，闲暇还能出国旅游。假如还想再健健康康地活到 90 岁甚至 100 岁，我们就不能放松对健康的要求，特别是高血压仍旧需要严格控制。

为什么要坚持降血压？

实际上不论是既往的流行病学调查、临床研究，还是我个人的经验积累，都证实了老年人随着年龄的增加，各种疾病及死亡发生的概率也在增加，高血压无疑会让这种情况雪上加霜！而采取积极的降压措施后，确实能够显著降低心血管事件的发生率和死亡率。

《美国成人高血压管理指南（JNC8）》中关于老年高血压治疗的证据主要来自 HYVET 研究。此研究享誉全球心血管界，且有很多证据源自中国的部分农村（特别是北京郊区）80 岁以上人群（只有高血压病，其他情况良好），指南重点探讨了血压控制对疾病走向的影响。结果显示：80 岁以上的高龄老年高血压患者在接受积极的降压治疗后，能够显著降低卒中、心血管事件和心衰的发生，生活质量也进一步提高。

在不出意外的情况下，"生老病死"是必经的人生规律。血压伴随人的出生到离世整个过程，且随着年龄的增加也会慢慢趋于不正常。有些人注意防护，等到七八十岁血压基本还正常；而有些人不注意防护，年纪轻轻血压已经高得离谱。

血压控制是很有必要的，只不过多数情况不会立竿见影，因此，容易被忽视。临床上老年人群血压偏高的情况很常见，且数据显示仅 32.2% 的老年高血压患者接受了正规治疗，更多的老年高血压患者因为这样那样的原因，而没有得到有效的治疗（控制率仅为 7.6%）。

美国的标准适合我们吗？

如果一个人从中青年时期就注意血压监测，积极改善生活习惯，必要的时候又能采取合理的药物干预，那么他在 30 岁、50 岁、80 岁，甚至 90 岁，依旧也可以保持一个长期、稳定的血压值。在我的患者群中就不乏八九十岁、血压一直维持在 120 ～ 130/70 ～ 80mmHg 理想状态的健康老人。他们的血压正常，其他方面保养得也很不错，因此，有更多的精力去享受美好的生活！

但是考虑到年龄的不可抗力和血压控制上的难度，我们适当放宽了老年高血压患者的标准（150/90mmHg）。当然这也不是一成不变的，即使是 80 岁高龄老人，若血压控制得当且没什么不舒服，我们还会建议把血压再降一点（＜ 140/90mmHg），因为这样远期获益会更多。

还有大量的高龄患者，因为年轻时不注意血压监控，导致血压一直偏高（自己并未觉察），检查后甚至还发现颈动脉存在严重狭窄等。这部分人群的血压反而不宜降得过急、过低（＜160/90mmHg），以免引起低灌注导致的脑供血不足甚至缺血性脑中风。但是，当狭窄通过支架或手术解决了灌注不足的问题且病情稳定之后，我们仍建议患者严格降压，以延缓颈动脉斑块的进展。

由此可见，降血压的标准并不是固定的，而是需要根据每个患者的实际情况和自身的意愿来确定，美国的指南本质上也是这个意思。

血压是否越低越好呢？

答案是否定的。临床上经常出现的一种情况是，患者的收缩压（高压）降到了符合标准之后，舒张压（低压）却低于正常值。这种情况是有一定风险的。因为血压太低的话，心脏等重要器官可能会因为出现血液供给不足的情况而受累。诸如胸闷、胸痛等，都是常见的心脏供血不足症状。

因此，无论是老年人还是年轻人，血压控制都要掌握一个很好的度，高低差要稳定在一个合适的范围。

临床上我们应该充分与患者沟通血压高低的利害关系，同时做到个体化治疗。假如降压带来的远期获益尚不及近期不降压的好处，那么这时候过分强调降压就是无益的。

○ 聊一聊 ○

今年有幸在国医大师李辅仁九十八岁诞辰之日，与同事们一起去为他祝寿。

李老曾经这样跟我们说："生命用则进，不用则废，活着就要动。养身，更要养心。"于是我想起那些纠结于降压治疗的患者。

生命就像开小轿车一样，需要边开边维护。如果轿车即将报废，那么再怎么精心修补也将无济于事，所以保养需趁早。很多人即使已经80岁，如若身体状况良好，就像车况尚好，经过精心的保养，仍可焕发新春，继续再开5年、10年，甚至20余年。

　　我常常会问我的老患者们，"你觉得活到什么年岁就心满意足了？"更多的人会说，"我希望长命百岁，我还有未完成的梦想，我要看到祖国更美好的明天！"感动之余我会语重心长地跟他们说：今天是在心内科问诊，所以我要强调高血压的控制，而在其他健康维护方面也一样，你们也要注意。人老了，就要不停地修修补补、防患于未然，把健康稳定在一个合适的范围，这样才能有更长远的明天。

高血压指标再降！你是否从高危变患者？

人生没有太晚的开始，只有不开始。

2017 年，美国心脏协会（AHA）公布了新版美国高血压指南。指南最大的变化在于重新确立了高血压的判定范围，将 14 年前"≥ 140/90mmHg"的指标下调为"≥ 130/80 mmHg"。

血压指标的下调带来的影响显而易见，按照此标准核算，美国人群中高血压的患病率将由之前的 32% 升高至 56%，也就是说激增了 3000 多万高血压患者，直接后果就是导致全美医疗费用支出的增加。难怪有朋友说：一石激起千层浪，多了患者乐坏药商！

众所周知，我国很多临床指南共识都是参照欧美的标准来解析。此次 AHA 公布新版高血压指南，是否会对我国的高血压防治带来影响？如果我国采用这一指南又会如何呢？

我们先假定中国也施行该指标，那么依据 2011 ~ 2012 年中国健康与养老追踪调查的数据进行分析，新标准下我国高血压患病率将由 38% 增加至 55%，特别是 45 ~ 75 岁年龄段居民中被诊断为高血压的人数将比原来增加 8300 万！仅从字面理解，新指标带来的直观后果就是"多了 8300 万"新增高血压患者。如果按照旧标准，这 8300 万人是否就高枕无忧呢？健康与患病之间是否完全由这一标准确定？

答案显然是否定的。

众所周知，人理想的血压是 ≤ 120/80mmHg，我国现行高血压的标准是 ≥ 140/90mmHg，二者之间的血压被称作"正常高值"，其重要临床意义在于提醒大家特别是高危患者引起足够的重视。虽然按照指南的高血压定义标准来衡量这部分"正常高值"患者仍属"健康"，但是其心血管疾病风险已经显著升高。已有的研究表明，与血压 120/80mmHg 以下的人群相比，高压每升高 20mmHg、低压每升高 10mmHg，其发生心脑血管疾病的风险增加 1 倍，故此时已需要未雨绸缪进行必要的干预。若等到患者的血压 ≥ 140/90mmHg 时才治疗，可能需要下更多的功夫且效果还不一定是最好。

我本人的行医理念是：指南把握大方向，细节讲究个体化治疗。诚然临床指南是必不可少的，但是也要明确指南反映的是一个"平均数"。医学的复杂性和多变性，要求临床实践中具体问题具体分析。很多患者不仅仅是高血压的问题，同时合并了血脂、血糖甚至更多的情况，此时一味照搬指南显然不够科学。

再回到美国 AHA 发布的这则"颠覆性"修订指南上看，很多人将此解读为"血压到了 130/80 mmHg 就一定要吃降压药"，其实这也是一种曲解。我一直强调高血压的形成是循序渐进的，因此，治疗上也要按部就班。对于高血压患者尤其是那些中、低危患者来说，治疗首选是改善生活习惯，比如限盐、限酒、戒烟、多运动、多吃瓜果蔬菜、保证良好的睡眠等，无效才考虑用药。美国新版指南也有明确建议：当患者存在冠心病或脑卒中等心血管病，或 10 年动脉粥样硬化性心血管疾病风险 > 10%，同时血压 ≥ 130/80 mmHg，要考虑使用降压药物。也就是说，如果没有上述风险，患者仅仅是血压偏高（≥ 130/80 mmHg），那么也是没必要服药的，但应积极地改善生活方式。即使血压 ≥ 140/90 mmHg，也是在改善生活方式无效后才考虑用药。

当然，也有人说指南是美国的，只是为美国大众服务的。我想说这只说对了一半。此次 AHA 新版指南的修订耗费了不少心血，毕竟已经有 14 年没有更新了。新指南可以说是"集大成者"，将其他国家的诸多临床研究都纳入其中，自然也包括我国的一些重要数据，比如引用了 9 篇中国的 meta 分析数据。

新指南除了确定了新的指标，还着重强调了高血压与相关疾病的紧密联系，如冠心病、糖尿病、心力衰竭、肾病和脑卒中等，提示我们高血压防治工作要重视"高血压引起的疾病"。体现了防治与筛查"两手抓两手都要硬"的综合诊疗思路，值得我们借鉴和参考。

新指南的出炉掀起了不少水花，不少人也在考量是否就此更改我国指南和相关共识。在我看来，现阶段保持观望似乎更好。任何指标的更新都需要循证医学证据，而我们还缺少足够的流行病学数据来支持，因此，还不足以形成白纸黑字的确切条例。

我国幅员辽阔，经济、卫生条件参差不齐，老百姓对待高血压的态度也是一言难尽，因此，整体上高血压诊断标准仍然会维持在≥ 140/90 mmHg，目的在于敦促那些高危患者群体早早进行降压药物治疗；≤ 130/80 mmHg 则会作为"高危人群血压有效控制目标值"继续使用，以保证高危患者能够尽早得到积极的治疗，提高血压控制的达标率。

当然，高血压与心血管事件的利害关系毋庸赘言，所以有时候对于新发的较年轻的患者，我也偏向让大家的血压降得稍微低一些。

○ 聊一聊 ○

关于新版高血压指南，美国心脏学院主席 Richard Chazal 指出："新标准强调了生活型态的改变是第一线的治疗，在不必使用药物的情况下，是有机会降低发病危险的。"报告的共同主笔之一 Robert M. Carey 则表示："过去我们认为正常或所谓的前期高血压不碍事，其实会让患者面临心脏病、死亡或残障的风险。新标准确立后，这些风险因素保持不变，改变的是我们认清了风险的所在。"

或许我们能从中得到更多的启发，毕竟依照指南的解析警醒国民改善生活方式是一回事，是否用药治疗是另外一回事。

降压路上"七宗罪"，你犯了哪条？

> 人生的境界，只有在经历之后，领悟了多少，才会有多少成长。

高血压是心血管常见病，也是重要的慢性病。我国有关高血压的各种科普宣教工作如火如荼，但是"低知晓率、低治疗率、低控制率"的帽子仍然没有甩掉。

自开通个人公众号以来，我多次强调大家应该通过积极改善生活方式来争取保持机体自身的调节能力，但是若确诊为高血压，且经过改善生活方式后仍达不到理想血压水平的时候，更需要正确面对降压治疗，特别是药物降压。但是门诊和微信留言中仍有不少患者问一些在我看来明显错误的问题，因此，我也记录下这些"降压误区"准备一并解释，大家看看自己是否也犯了相同的错误。

误区一：没症状血压就正常！

恰恰相反，大部分高血压是没有症状的。等到患者明显感觉出身体因为高血压的存在而出现不适，情况往往不容乐观。高血压一直有"无声杀手"的名号，原因自明！大家要注重血压测量，尤其是生活不规律、肥胖、长期过量饮酒、有高血压家族史的人，建议至少每半年测量一次血压。如果先前已经检查出高血压，测量频率还要更勤才对。

误区二：血压高了一定要用药！

笼统地说成人理想的血压值为：收缩压 / 舒张压 120/80mmHg。只有血压高到一定程度才需要通过药物降压治疗，具体标准如下：≥ 80 岁的患者，收缩压 ≥ 150mmHg 和（或）舒张压 ≥ 90mmHg；<60 岁的患者，收缩压 ≥ 140mmHg 和（或）舒张压 ≥ 90mmHg；60 ~ 80 岁的患者，如一般情况好，也最好是收缩压 ≥ 140mmHg 和（或）舒张压 ≥ 90mmHg 时即应开始药物治疗。但是对于合并糖尿病和肾病等"特殊"高血压患者来说，较之一般高血压患者该标准还要更严苛一些，也就是说降得再稍微低一点！

血压如果只是高于正常值一点，多数通过积极地改善生活方式就能恢复。

误区三：降压药能不吃就不吃！

按"理"是该这样子，但现实是很多应该服药的人以此作为拒绝降压药的理由就太牵强了。如果高血压没有得到及时有效的控制，就会在无声无息中蚕食健康的心、脑、肾等器官。换言之越早用药控制好高血压，也就越能在早期将上述器官从血压升高带来的伤害中抽离，因此，远期预后也就越好，同时用药量可以很小就达到很好的治疗效果，即四两拨千斤。也有少部分人，通过积极地改善生活方式后，不用药血压也能长时间控制在正常范围，那当然也就无需再服用降压药了。

误区四：降压药吃久了上瘾！

医学上那些"吃上不能停"的药多为成瘾性药物，而降压药显然不在这一行列。之所以有些高血压患者活到老吃到老，是因为高血压本身就属于终身性疾病，且疾病已经有所进展，不光需要吃，还得一直吃。

也有很多早期高血压患者对待自己的血压非常谨慎，通过积极改善生活方式使其逐步恢复正常，最终得以减少剂量甚至阶段性停药。

也有患者碍于是药三分毒的说法，忌惮一直吃药。这个就要看利弊分析了，毕竟长期吃药降压对人体的好处远大于可能带来的些许不适，所以，我们肯定要选择前者。

误区五：降压见好就收！

不少患者服用降压药时会采取"见好就收"的方式——血压降下来就停药，血压升上去就吃药，或者周一至周五上班时吃，周末在家休息时就不吃。这种跟着感觉走的做法看上去很机灵，实则会导致血压始终处于波动之中，严重者甚至还会引发心梗、脑梗等并发症。

当然血压也不是降得越低越快越好。收缩压应当维持在 110～140mmHg 之间，舒张压应当维持在 70～90mmHg 之间。凡是还讲究循序渐进，不可操之过急。太低太快可能导致脑血流灌注不足，反而会增加脑缺血的风险。

误区六：效果不好就换药！

微信后台不少患者留言咨询：我吃 ×× 降压药一周多，效果不是很明显。去另外一家医院问诊，医生给我换了一种药，吃了半个月效果也不是太好。我是不是再换一种药？

很多患者急于求成的心情可以理解，但是频繁换医生、换药实为下策。因为多数长效降压药需要 2～4 周，甚至更长时间才能充分发挥降压效果，所以要耐心用药、规范用药。

误区七：保健品降压效果好！

与降压有关的保健品在市面上琳琅满目，吃的、喝的、穿的、戴的……一应俱全，打着"不用吃药满意降压"的旗号在坊间流传甚广。效果真的这么好吗？

显然夸大了！保健品毕竟不是药品，除了安慰剂效应，很多所谓的功效根本没有经过科学的临床认证。而且使用方法不当的话，还可能产生新的危险。

◦ 聊一聊 ◦

　　司空见惯如高血压，顽固不化如高血压。人们从认识到高血压那天开始，就想方设法了解它和掌控它。但是到现在为止，放眼全世界都找不到一种药物、器械能够根治高血压。所谓的"灵丹妙药"不过是博人眼球的噱头，大家一定要擦亮眼睛，到正规医院规范诊治。

　　高血压于人体健康的重要性不言而喻，随着研究的不断深入，我们也越来越明确了与高血压"和平相处"，似乎比"老死不相往来"更为现实可行。

Chapter 5

血管斑块

脑中风的潜在威胁

它，其实比癌症可怕得多！

碰到再大的苦难也别沮丧，生活就像心电图，一帆风顺就证明要完蛋了。

我们常说"谈癌色变"，因为在很多人眼里癌症是痛苦的绝症。其实比癌症更可怕的疾病还有不少，其中一些发病率比癌症更高，比如容易被大家忽视的脑中风。

孙先生是我的一个门诊患者。他在退休之后非常注重锻炼身体，看上去也挺精神的。儿子让他去体检，刘先生非常自信地说："我这身板还用体检？"后来有一次因为琐事与邻居发生争执，辩驳到兴头上，却突然半边身体不听使唤，最后甚至连话都不能完整说出。当时天气异常炎热，儿子以为是中暑和气火攻心所致，后来送到医院检查诊断为"脑卒中"。

经过询问得知孙先生一直有高血压，但是因为服药不规律，血压一直偏高且不稳定。此次由于情绪过于激动，导致血压激增后引发了脑出血。经过这次的生死劫难，孙先生对控制血压格外在意。

脑卒中，也就是俗称的脑中风。其发病率和死亡率比癌症高很多，而且患病终末期非死即残。导致脑中风的原因是多方面的，比如人种、饮食习惯和基因等，更与我们疏于重要危险因素的防范密切相关，比如高血压。

什么是脑中风？危害有多大？

脑中风，也常被我们叫做"脑血管意外"。这里的"意外"是指原本正常的脑部血管突然破裂或堵塞，导致血液不能流入脑组织而引发的损伤。脑中风主要有两种：缺血性脑中风（脑梗死），出血性脑中风（脑出血）。脑中风的发生与年龄有关，年龄增大发病率随之增高；同时脑中风还有一定的"性别歧视"，男性比女性容易发病。

脑中风虽然可怕，但是轻易不会爆发，因为需要一个长期病理演变的过程，然后在某个特殊时段经诱导后集中爆发。好比一颗威力十足的炸弹，制作炸弹需要很长的时间，点燃也需要导火索，但是一旦爆炸就有巨大的杀伤力。脑中风在病理演变过程中充斥着很多危险因素，如生活习惯较差，基础疾病得不到有效的控制等，这些危险因素是促成脑中风形成的必要条件。

需要特别指出的是，高血压是脑中风众多危险因素中相对可控的。也就是说如果我们能将高血压控制到合理水平，可较大程度上避免脑中风的发生。

高血压如何影响脑中风？

高血压与缺血性脑中风：长期高血压可以导致血管壁肥厚、增生，为动脉粥样硬化的发生创造"温床"。当越来越多的胆固醇进入血管内膜后，就会沉积形成斑块。与此同时，脑动脉内皮细胞和平滑肌细胞在高血压的刺激下不断扩张和损伤，直到血管内膜上的斑块破裂，之后血小板和纤维素等血液中的有形成分迅速黏附、聚集成血栓。血栓脱落后会形成栓子，即可随血流"游荡"，所到之处既可能形成阻塞，特别是那些狭小的远端动脉。堵塞形成之后，便可能引发中风。

当然，脑动脉血管受高血压的影响而硬化，硬化后的血管管腔变窄，发生闭塞后导致血流中断，最终产生局部脑区域供血减少等中风症状。

高血压与出血性脑中风：高血压患者如果不能有效控制血压，大脑组织中的血管壁会逐渐变薄、变脆、弹性下降，甚至还在一些小动脉的末端出现微小的隆起——小动脉瘤。虽然是瘤,倘若血压稳定,病情也能得到遏制。假如血压持续升高,小动脉瘤就有破裂的风险,一旦破裂就会导致出血性脑中风。特别是当患者情绪激动、过度兴奋或剧烈运动时,血压急骤升高,硬化的血管最容易破裂出血。

病情的轻重与出血量的多少有直接关系。一般来说,如果病情缓慢且出血少,采取保守治疗即可;当大脑半球的出血量超过30ml、小脑半球出血量超过10ml时,意味着需要进行紧急的手术治疗。

防中风一定要降压

患者一旦爆发脑中风,大都病情危急,预后也不可控,目前在治疗上还没有太好的办法,真正有效的措施是预防。

降压治疗对预防脑中风意义重大!有数据表明,收缩压每升高10mmHg和(或)舒张压每升高5mmHg,脑中风的危险度都增加近一半,而良好的血压控制则会使中风发生率下降30%~35%。

有同行做过一个门诊的统计,收集了5年的中风病例,发现脑出血的患者当中80%都是由高血压引起。而那些血压水平长期控制在140/90mmHg以下的病例,脑中风的发生率非常低。回到文章开头提到的孙先生,因为是出血性脑中风,又没有颈动脉和颅内动脉狭窄的情况,因此,我的治疗策略是将他的血压逐步调整到120~130/80mmHg。

○ 聊一聊 ○

目前,我国有近3亿高血压患者,数量之庞大令人咂舌。然而在三甲医院调查高血压的达标率尚不到30%,放眼基层的话,数据将会更加惨淡——总体达标率还不到10%!这说明大部分高血压患者每天都处在"高血压"的不良刺激之下，在为可能爆发的脑中风打基础。

　　因此，我再次呼吁大家要重视高血压，特别是大龄高血压患者应当有规律地监测血压水平，避免血压波动过大、晨峰高血压和体位性低血压的发生；对于那些需要常年吃降压药的患者，应当定期到医院复查，根据实际情况确定是否调整用药，切勿私自更改药量或换药；改善生活习惯，除了限盐之外还要戒烟少酒，多食瓜果蔬菜，适当增强体育运动等。

　　降压治疗的重要作用不言而喻，即使是病情稳定的脑中风患者，长期坚持服用降压药也是非常必要的。除此之外，他汀类降脂药及阿司匹林或氯吡格雷抗血小板药等治疗也不可或缺。

脑溢血，防治每一点都不能忽略

> 如果想要造一艘大船，先不要去收集木头，而是先激发出自己对海洋的渴望。

说起出血性脑卒中（出血性脑中风），可能大家还有些陌生，但若讲到脑溢血，就熟悉多了。没错，脑溢血其实就是脑出血的俗称，而脑出血也是出血性脑中风的简称。

我们经常听到这样的新闻：×××清晨跑步，突然脑溢血身亡；×××与邻居吵架，突然脑溢血不省人事；×××正在农田干活，突然脑溢血发作昏倒一旁……这些"突然"的病例可以发生在不同年龄、不同职位的人身上，但是基本上都有一个相同点，就是"突然"！

脑溢血真的这么猝不及防吗？每次发病都很突然？是不是我们忽略了些什么？

什么是脑溢血？

脑溢血，字面理解就是脑子里的血管破了，流血了，不过这里要加一个限制——非外伤性脑实质内血管破裂引起的出血，也就是说车祸、摔伤和爆头导致的脑出血不能算。我们这里讨论的脑溢血主要与脑血管病变有关，涉及高血压、高血脂、糖尿病和血管老化等诸多因素。

临床统计数据显示，脑溢血的发生率尚不及脑缺血的一半，但是脑溢血急性期致死率却要严重得多。相关资料指出，脑溢血急性期病死率最高可达 40%！即使患者逃过一死，也会留下程度不一的各种后遗症，如运动不协调、语言功能和认知能力的丧失等。

脑溢血发病最大的特点就是突然，而且很多时候"不分男女老少"。过往大家都觉得老年人容易脑溢血，实际上临床上因为脑溢血致残、致死的青壮年也不少。

脑溢血与高血压的因果关系

脑溢血有很多致病因素，尤以高血压联系最为直接和紧密。

临床统计发现，高血压患者到后期有 1/3 的人会发生脑溢血，而脑溢血患者中超过九成的人都存在高血压！这里面包含了那些血压高但没有明显症状的患者，这是非常可怕的，因为这些人大部分都是工作生活压力大的社会和家庭的顶梁柱们。他们要么没有采取有效的降压治疗，要么根本就没有监测过自己的血压。当然，也包括血压本来控制得不错，突然出现较大波动的患者等。总之，高血压患者群体发生脑溢血的概率要远远高于其他人群！

为什么脑溢血这么青睐高血压患者呢？因为长期患高血压的人，血管张力增加，血管内膜过度伸张，慢慢变得不再光滑、失去弹性，甚至在脑小动脉中形成微动脉瘤。此时若血压突然上升，动脉壁无法耐受超额压力，就容易破裂出血；另外，高血压可引起脑小动脉痉挛。痉挛频繁发作后，会造成远端脑组织缺氧、坏死，进而出现点状出血和脑水肿。这一过程若持续时间较长，坏死和出血的区域将进一步融合，扩大后即形成大片出血。因此，高血压患者未经治疗或断断续续治疗不规则，都容易发生脑出血。

当然，在这一过程中"动脉粥样硬化"也发挥了重要的作用。当体内脂代谢异常累积到一定程度后，就会造成动脉粥样硬化。动脉壁逐渐变硬、变脆，失去了应有的弹性和收缩力，为血液撑破血管埋下了伏笔。

脑溢血发生前有哪些征兆？

脑溢血有轻有重，轻微者可能只是稍微头痛和不舒服，以及血压的突然升高和对通常有效的药物失去反应等。这些轻微的脑溢血虽然不致命，但是如不采取应对措施，也可能反复发作，最终积重难返；严重者多半会有明显的头晕、恶心或伴随呕吐，如果不能紧急处理，短时间内即可出现意识模糊。因此，不论脑溢血轻重，大家都要给予充分的重视，特别是要学会辨别一些轻重不一的"前兆"。

比如突然感到一侧身体乏力、活动受阻、口角歪斜、流口水；交流中突然讲不出话或口齿不清；短暂的视力模糊甚至失明；突然头晕目眩，甚至无法站稳等。这些情形可能在一次发作中就表现得非常严重，直接导致意识丧失；也可能反复数次发作，每一次的程度逐渐加深。此时若结合患者自身的实际情况，如高血压、冠心病、过往脑溢血病史等，就可以帮助我们排查"脑溢血"。

脑溢血的急救措施

患者出现脑溢血后的急救措施是否到位，将直接关系到生命和预后，因此，这是一场不折不扣的与时间赛跑的生死竞逐。

当患者疑似发生较重的脑溢血之后，应立刻让其平躺，减少搬动，同时紧急拨打 120；有些患者脑溢血后容易出现呼吸道淤堵，所以要赶忙松解衣领，及时清除口腔中的分泌物，必要时再进行人工呼吸；脑溢血与血压关系紧密，所以有条件的要适当降压，如果患者在医院可以静注某些药物来应急，及止血药、防肺部感染药等，这些在院内较易实现，院外可能没有条件；最后就是紧急的外科手术，尤其是严重的脑溢血，需血肿穿刺和开颅手术。手术治疗不仅能够给患者挽回更多的救助时间，也在很大程度上降低了致残率。

老年人一旦发生脑溢血，轻重难卜，因此，更加凸显预防的重要意义。如前文所述，脑溢血与患者的心血管系统密切相关，为了避免突发事件，患者应该在日常就关注高血压、高血脂、高血糖、动脉粥样硬化和冠心病等危险因素，积极治疗原发病，改善生活习惯，尽量控制情绪平稳，能在很大程度上杜绝脑溢血的发生。

○ 聊一聊 ○

　　高血压的用药尤其要谨慎！血压降不下来的话，如 180/100mmHg以上的患者，阿司匹林等抗栓药物就要暂停服用，待血压稳定在150/90mmHg 以内再考虑继续服用；即使血压控制一直比较稳定，但是由于某些原因造成了血压波动，也需要考虑暂停阿司匹林，以免加重因血压波动带来的出血风险。

缺血性脑中风，不是"一日之功"

每天叫醒自己的，不是闹钟，而是梦想。最美的所在，
不在路上，而是在心里。

这是一个比较常见且典型的病例：

"我姨妈今年 80 多岁，原来她有糖尿病和高血脂。上月一天晚上说自己
不舒服，晚饭后很快就上床休息了。平时都是早晨 5 点钟起床，然而当天直
到 7 点都没有动静。我表姐去卧室叫她，姨妈却一直没有反应。后来赶紧去
叫了救护车，到医院诊断发现是急性缺血性脑中风，血栓堵塞脑血管后造成
大面积脑梗死。姨妈在医院抢救了好几天，但还是没有抢救过来。我母亲的
身体状况跟我姨妈有点像，我也担心会不会哪天也这么悄无声息地突然醒不
过来，我该怎么办呢？"

临床上这一类的患者还是比较多的，不过病例中的这种属于比较严重的
急性缺血性脑中风，因此，致死率很高。还有更多病情相对和缓的缺血性脑
中风患者，他们虽然性命无忧，但是仍需要通过合理的用药来控制。

脑中风不是"一日之功"！

急性缺血性脑中风发病时猝不及防，但是其病理演变与出血性脑中风一样，
也需要较长的过程，以及各种类似的危险因素，如高血压、糖尿病、血脂异常、
肥胖、吸烟、酗酒和缺乏体育锻炼等。要想防控缺血性脑中风的发生，就要对这

些危险因素进行及早的干预。

目前应用于缺血性脑卒中防治的西药和中成药多达几十种，但是又没有一种是特效药，更多的需要根据患者的实际情况对症下药和联合用药。现今比较确切的有效药物包括降脂药、降压药和阿斯匹林类等抗血小板药物。

临床上最常选择他汀类药物来治疗高脂血症。即使某些患者的胆固醇水平正常，但只要查明血管内存在动脉粥样硬化斑块，那么这类人群仍被划归为中风高危患者，因此，也会推荐使用他汀类药物。对于已经明确有缺血性中风的患者，应该尽早完善血脂检查并定期检测，确保血脂水平处于正常（LDL-C 一般要控制在 1.8mmol/L 以下）。

高血压亦是缺血性脑中风最重要的危险因素之一。血管紧张素受体拮抗剂和长效钙通道阻滞剂都是常用药，其中血管紧张素受体拮抗剂（沙坦类）不仅可以降压，还可以降低高血压伴有糖尿病、心房颤动、左室肥厚等患者发生脑中风的概率；长效钙通道阻滞剂（地平类）药效平稳，且有明确的抗动脉粥样硬化作用，因此，该药可作为高血压伴有动脉粥样硬化疾病的首选药物。

缺血性脑中风有多可怕？

可能我们周围有太多半身不遂的脑血栓患者病例，所以很多人容易把中风跟偏瘫、失语和脑死亡直接联系到一起。似乎只要是中风，整个人的生存状态就会一落千丈。其实不然，中风发生在不同的人身上表现也往往不一样。

缺血性脑中风的原理是"血栓"堵塞了"脑血管"，其严重程度跟堵塞程度（即血栓和脑血管的大小）有关，也跟患者自身的状态、发病速度及血栓自身的特点有一定联系。

如果患者比较年轻，也没有什么其他的疾病，血栓还是比较小的栓子，堵塞的又是小血管，那么这种情况下就比较容易形成"侧支循环"，用以代偿淤堵的血管。患者可能只有一过性的头晕不适，除外再无任何不舒服的感觉；假如栓子很大，如房颤患者导致的心耳血栓的脱落，或是脂肪栓子，堵塞的是大血管，那么这种情况下患者是来不及建立侧支循环的，中风后的病情也就更加严重，甚至会直接死亡。

了解了这些特点，我们也就更加能够明确预防的重要性——针对各种致病危险因素采取必要的防护措施。

什么情况考虑脑中风？

急性缺血性脑中风发病急骤，抢救上争分夺秒。但是很多人无法识别脑中风，容易贻误诊疗时机。在此告诉大家一些常见的中风征兆，帮助大家及早明确病情：

1.一侧身子突然感觉疲乏无力；

2.突然的口角歪斜；

3.口齿不清；

4.视力短时间内模糊或丧失；

5.突然的头晕目眩、呕吐；

6.双眼发呆；

7.严重的头痛；

8.意识障碍。

如果你的亲人年事已高，本来就有高血压、高血脂和冠心病等慢性心血管疾病，出现上述症状时一定要重点考虑中风的可能性了。越早明确，就越能留出更多的时间把患者送往医院急救。

脑中风患者急救的核心是什么？

本文中的病例，是因为急性缺血性脑中风造成的脑梗死。发病时患者还在睡梦之中，也就没能叫喊或挣扎，亲属自然也不能在第一时间察觉，第二天看到时为时已晚。当然，这也是没办法的事。现实中还有些患者处于清醒状态，甚至是在说话或手里正做着某些杂务发病，此时身边若有人在，应当立马拨打急救电话。

　　中风最为关键、有效的措施就是溶栓——疏通淤堵的位置，重建脑血运循环。溶栓治疗主要包括：静脉溶栓、动脉溶栓、机械取栓和联合等。目前我国很多大型三甲医院，都建立了"绿色通道"，用以救助急性中风的患者，相关治疗路径也是越来越清晰。一些更低级别的医疗机构，也正在积极打通"绿色通道"，这对广大患者来说确实是一大福音。

　　溶栓治疗讲究分秒必争，晚一分钟都可能带来不可逆的脑损伤。溶栓有严格的适应证，不是所有的中风或疑似中风都适合。再者不得不说的是，即使溶栓成功了也不代表完全治愈。资料显示仍有 1/3 的中风患者在成功溶栓之后，还是留下了残疾，甚至溶栓后死亡。鉴于当下的医疗大环境，一些医院和患者都对溶栓望而却步。我想除了技术上还得再要求进步之外，患者朋友们也应该对治疗效果和结果更宽容一些才对。

他们不是老糊涂了，而是……

在我们成长的道路上，要忘掉的是失败，要牢记的是教训。

　　不论是电视剧，还是现实生活中，大家应该都见过这样的场景：左手拿着钥匙，却因为找不到钥匙在屋子里急得团团转；刚吃完降压药，要不是女儿拦着又要再吃一遍；散步见到邻居，绞尽脑汁愣是叫不出名字……

　　我身边时常有老人出现这种情况，也许会觉得有一点点好笑，有时候也会嗔怪一声"老糊涂"了，当然更会思考这是不是可怕的阿尔茨海默病？

　　阿尔茨海默病曾经被称为老年痴呆病，提起来大家都会将其归结为神经内科疾患，很少有人会想到"痴呆"可能是因为血管出现了问题。

　　有一种病就叫"血管性痴呆"。

什么是血管性痴呆？

　　临床上碰到血管性痴呆的病例时，患者及家属都会觉得不可思议，认为痴呆应该都是"神经病"，怎么会跟心血管系统有联系呢？其实当大家了解了致病机理后，也会明白"血管性痴呆"其实也是有因必有果的。

　　血管性痴呆，字面意思理解就是血管病变后患者出现了失语、失智和认知障碍等现象。其中"血管性"一般包括脑外伤、脑出血、脑中风等疾病导致的损伤，这些损伤会引起脑缺氧、脑出血或因此而诱发感染等。如果病情严重或久治不愈，最后会演变成痴呆。具体的机制如何呢？

正常情况下，人体的大脑组织中参与认知功能的重要部位是正常运转的，所以人才会表现出"正常"。这些重要的部位非常敏感，尤其是对缺血、缺氧、出血和感染等情况反应非常迅捷，一旦长期处于这些不良刺激之中，大脑组织就会产生反馈，也就是病症。比如缺血、缺氧，这两种刺激长期存在就会引发神经元的坏死，导致患者逐步出现认知障碍；再比如脑出血，若发生在脑实质，溢出的血液会形成压迫，可能就此阻断脑脊液循环通路，最后导致痴呆。

血管性痴呆的临床症状

血管性痴呆是阿尔茨海默病的第二大类型，在我国约有 160 万患者，每年大概有 5000 ~ 9000 人罹患此病。血管性痴呆发病进展有快有慢，有些患者一次脑中风后就会出现严重的痴呆症状，而有些患者则是逐渐累积发病的，随着发病次数的增加，痴呆的症状也越来越明显。

血管性痴呆患者的症状与传统意义上的痴呆差别不大，患者可能表现出认知障碍、智力减低和语言障碍等。除此之外，也会有一些"独特"的表现，比如患者对人名、地名、数字及日期等最容易遗忘；比如患者工作能力下降，特别是脑力劳动者，常常会表现出"怎么最近我的脑子不灵光了"。痴呆发展到晚期的时候，患者不论近事记忆还是远事记忆都明显下降，患者往往会出现"六亲不认"、冷暖不知、言语不详的情况，甚至都无法做到生活自理。

血管病变的损害部位不同，患者的表现症状也会不同。比如大脑左半球病变时，患者多会在听、说、读、写方面出现障碍；大脑右半球病变时，影响的是视力；大脑前动脉病变时，患者情绪低落，缺乏热情；大脑中动脉病变时，患者注意力不能集中，甚至出现意识障碍；大脑后动脉病变时，可导致产生幻觉等。因此，临床上医生们多根据患者的表现，结合相关检查的结果，综合判断患者的病情。

如何预防血管性痴呆？

任何疾病的治疗，时间都是第一位的，尤其是血管性痴呆。若患者已经出现了记忆力较差的症状，多半说明患病时间挺长了，此时才开始诊治恐怕杯水车薪。因此，大家更要密切关注早期症状。

如果家中有老年心血管疾病患者，儿女们一定要时常观察老人的情绪和日常作息：有没有频发情绪不可控的情况，是否经常失眠、头晕和口齿不清等。特别是那些发生过脑中风的患者，如果一段时间内突然出现性情大变、睡眠障碍及四肢麻木等情况，就要高度警惕血管性痴呆了。

除了密切关注上述症状外，及时治疗原发性基础疾病更是重中之重。比如积极的降压、降脂、控制血糖和改善脑循环，以及积极改善生活方式，在发病早期就服用合适剂量的相关药物，如抗血小板治疗等。最大限度地避免出现缺血性脑中风和出血性脑中风的情况，进而才能有效减少血管性痴呆的发生。

如果患者本身已经存在某些精神疾病或睡眠质量比较低，那么还应该及早采取药物干预，争取治疗好这些疾病。而作为辅助治疗措施，患者平时在饮食上可以多补充些维生素 E、维生素 C 和豆制品等。

血管性痴呆比较青睐老年群体，所以老年人更应该加强防控，"管住嘴，迈开腿"，多参加文体活动、戒烟、少酒，凡事保持一个良好的心态，定期检查身体等。

○　聊一聊　○

之前看过一份数据调研，相关专家预计到 2040 年我国的阿尔茨海默病人数将等于世界所有发达国家阿尔茨海默病人数总和！这个数据是很可怕的！想想跟我一样为人父母的家庭，也是一个孩子的居多，到那时候阿尔茨海默病患者可能不仅仅是家庭问题，也是社会问题了。

关爱中老年人健康，预防血管性痴呆！从现在开始！

颈动脉斑块，无视还是重视？

> 应对失败和挫折，一笑而过是一种乐观。然后重振旗鼓，这是一种自信。

远赴巴黎参加欧洲高血压年会。

从早到晚听了一天的会，晚饭后跟同行者到香榭丽舍大街散步。一路火树银花，熙熙攘攘。不知走了多久，累了停下来坐于石矶路旁，眼前的一切就像欣赏一场黑白电影，古老且韵味十足。

散步完回到旅店。时差是个很恼人的东西，翻来覆去睡不踏实，我只好翻开微信后台读最新的一条病例：老师您好，我今年64岁，去年因为右眼视力严重下降到医院检查，发现左右颈动脉里有斑块，后来确诊是右侧颈动脉斑块不慎脱落，流动至右眼动脉引发阻塞所致。上个月我又去医院做了颈动脉超声，医生说我的颈动脉斑块变大了。其实我这几年一直在吃药，体检血脂水平也不错。为什么还会有斑块呢？这些斑块还有哪些危害？

脖子上的硬结是颈动脉斑块吗？

心内科经常说冠状动脉斑块和颈动脉斑块，那么首先要弄清楚"斑块"到底是什么。

医学领域里的"斑块"在不同的专科都有不同的解释。本文讲述的"斑块"特指由人体血液里的一些有形成分，如脂肪颗粒聚集而成的类似饼干碎屑的物质。

颈动脉斑块，顾名思义就是附着在颈动脉血管内壁的斑块，更多见于"颈总动脉分叉处"。我习惯将这些斑块比喻成"下水道积留的污垢"，血管里一旦出现斑块，也就预示着存在颈动脉粥样硬化了。

斑块是如何形成的呢？斑块的形成需要一个特殊的大环境，也就是说要有各种不利因素才行，比如高龄、遗传、肥胖、吸烟、高血压、高血脂和糖尿病等。所以颈动脉斑块涉及的人群不过是那些年龄大、吃得太好、有不良生活习惯和不注意日常锻炼的人。

我在门诊上常常会碰到一些老年患者，说自己的脖子上有硬块，认为这就是颈动脉斑块，甚至还会怀疑里面有血栓。如此直接联系未免有些夸张，因为颈动脉斑块是长在"脖子"里面的，还不至于用手就能轻易摸的出来，需要仪器检测才能明确。

颈动脉斑块常见吗？

从温饱到小康，人民的生活越来越好。吃饱穿暖了，大家也开始考虑怎么样可以活得更长久。民众的防病保健意识不断增强，定期体检的人越来越多，过往不很多见的现在也常见了，比如颈动脉斑块。

颈动脉斑块是一种"老年性疾病"，受年龄影响非常大。有调查显示，我国年龄40岁以上的人群中，颈动脉斑块的检出率超过40%；45岁以上的中老年人群中确诊为脑中风或短暂性脑缺血发作的病例，颈动脉斑块的检出率接近于80%；而60岁以上的人群中无一斑块的几乎没有！如此来说，颈动脉斑块算是司空见惯了。

颈动脉斑块有软硬之分。"硬斑"已经钙化变硬，不容易脱落和破裂，不过容易引起动脉狭窄；"软斑"就像薄皮大馅的饺子，一不小心就会破肚。由此可见，"硬斑"要比"软斑"更稳定一些，危险度也就相应低一些。但是，无论是"硬斑"还是"软斑"，只要确定有就要及时跟踪并保证其稳定性和安全性。

颈动脉斑块有哪些危害？

如果把人体内的血管比作高速公路，那么"斑块"就是高速路上那些或大或小的石头。石头小且少的时候，车辆畅通无阻；石头越来越大、越来越多，开车的人就要考虑放慢速度了。倘若这些石头还会自己滚动，危险就随之而来。搞不好哪一秒钟石头钻到车轮下，轻者颠簸，重者还可能酿成车祸！

颈动脉是心脏向大脑和头部供血的主要血管，因此，临床上我们多将颈动脉斑块与老年人"缺血性脑卒中"的发生联系在一起。一般而言，当斑块越来越大时，可能就会导致颈动脉管径狭窄而引起血液流通受阻，大脑出现供血不足的情况；当狭窄 ≥ 50%，预示着动脉粥样硬化的形成，需要治疗防止卒中；若狭窄 ≥ 70%，会对脑供血产生明显影响，需要积极处理。

相比较而言更为严重的情况是斑块因为不稳定而脱落形成栓子，栓子随着血液四处流动。较常见的情况是栓子流动至颅内动脉而引发栓塞。栓塞面积小，可出现头晕、突然的眼前发黑、视物模糊、运动障碍和失明；栓塞面积大，则可造成偏瘫、失语、昏迷，甚至死亡。

如何防治颈动脉斑块？

随着检测手段的不断丰富和高效，临床上颈动脉斑块的报告比例高达 80%！这么多的患者难道都要治疗？都要严格服药或手术？当然不是！

患者来到医院之后，我们首先要为其辨别斑块到底是硬斑还是软斑，然后对狭窄程度进行评估。如果仅仅是硬斑，多数只要控制好高血压、高血脂并坚持改善生活方式就可以了；如果硬斑狭窄程度大于 50%，或是易损的软斑块，那么无论患者的血脂水平异常与否均应服用他汀类药物，必要时可能还会采取介入手术治疗等措施。

需要特别强调的是：一旦确诊为易损斑块，即使患者没有其他危险因素，血脂水平也处于正常范围，仍需要积极给予他汀类药物治疗。如果患者可以耐受，

LDL-C 水平至少要降到 2.0mmol/L，最好降到 1.8mmol/L 以下。

　　不过有一点大家还是要注意，颈动脉斑块往往预示冠状动脉可能也存在相同的问题，所以我们在了解斑块的软硬度及程度的同时，更重要的是要明确是否有潜在的冠状动脉粥样硬化的问题。因此，我会详细询问患者有无活动后的胸闷胸痛、有无其他危险因素，酌情建议患者进行冠心病的相关检查，如运动平板试验和冠状动脉螺旋 CT 等，必要时行冠状动脉造影检查，以明确是否存在冠心病。一旦确诊就要按照冠心病的情况来治疗，比如服用阿斯匹林、他汀类等药物。

　　有些报道称只要发现斑块就赶紧吃他汀类药物，依照我多年的临床经验和现阶段各类指南共识的建议，大家倒不用这么紧张和激进，还是要先明确斑块的特点和病变的程度，再决定是否服药。

○ 聊一聊 ○

　　人随着年龄的增加，心脑血管会出现不同程度的"硬化"，这也是"衰老"的一种表现。再多的干预也只能延缓其进程，而不能从根本上扭转。颈动脉斑块是这些"硬化"过程中的一种情况，只是因为离大脑太近而有些"定时炸弹"的意味。为了防微杜渐，我们应当定期查体来辨别可能存在的斑块，如果经常头晕、眼花的情况也要高度怀疑，然后找到最合适、经济的治疗手段。

　　总之一句话：颈动脉斑块可大可小，可轻可重，不能无视，也无须过于重视！

Chapter 6

血栓

心血管疾病的源头

晕！这些猝死的征兆你都忽略了

每一个闪闪发光的人，背后都熬过了一个接一个不为人知的黑夜，那是值得我们赞叹和学习的地方。

每个人都有过头晕的体验。

头晕是一种主观感觉的异常。当人处在特殊的情境和状态下，就会产生这种不太友好的感觉。比如：被邻居家的大黄狗追跑时惊慌失措会头晕；大学军训在太阳暴晒下站军姿会头晕；考研冲刺时一连几天熬夜通宵会头晕；工作没有头绪压历山大也会焦急到头晕；当然还有晕车、晕船、晕飞机、晕血、晕针……

上述头晕症状在充分的休息之后多数能自动消解，而有些"病理性头晕"就没那么容易了，比如因头部病变、颅脑损伤、高血压、贫血、颈椎病、感冒和耳疾等导致的头晕。

我习惯从细小的病例中查找普遍的规律，今天要讲解的是 3 个日常生活中常见的"头晕病例"，它们的相同点在于患者及家属起初都想当然地认为头晕不过就是累了或者头晕不过就是"××病"，结果大相径庭。

加班忘记吃饭，头晕不是低血糖

年轻人为事业打拼，熬夜加班是常有的事。

小王是某知名地产公司的年轻骨干，无不良嗜好，平时经常锻炼，看上去身强力壮。前不久接了一个比较棘手的案子，为了按时完成任务，加班加点赶工。期间因为"工作质量"问题被领导多次训斥，因此，小王的压力也是非常大的。

小王连续加了三天的班，似乎看到了胜利曙光。因为与同事讨论议题而没顾得上吃午饭，下午工作中出现了冷汗和眼前发黑的情况，小王以为是低血糖就没在意。直到晚上八点小王为几个数据纠结冥思时，突然感到强烈的头晕胸闷并且眼前发黑，冒大汗。同事以为是没吃饭导致的低血糖，赶紧拿来盒饭。小王却突然身子歪向一边不省人事……

同事们赶忙拨打急救电话，可惜因为路况不佳而耽搁了一些时间。等小王被送进急救室时已经出现了瞳孔扩散、脉搏游离等情况，不到 1 小时医生就宣布脑死亡！医生经过尸体解剖发现其冠状动脉中最主要的一支血管——前降支近端形成了急性血栓，疑似急性广泛前壁心肌梗死导致了心源性猝死。

主治医生介绍说：这类猝死非常凶险，特别是在年轻人身上几乎"百发百中"。第一次头晕冷汗实际是冠状动脉病变不稳定或急性进展的信号，如能及时就诊并给予相应药物及支架治疗，还是有很大生还希望的。

大龄心血管疾病患者因为长期受高血压、心绞痛等因素的影响，心脏代偿性地衍生出侧支循环，因此，出现紧急情况时可以抵挡一阵。而年轻人的心脏缺乏这种侧支循环，一旦猝死往往无以应对，后果反而比沉疴缠身的老年人要严重。

这个案例给我们深刻的启发，像小王这种平时饮食不规律、缺少运动的高级白领应当注意，过度的疲劳、精神紧张可能就会诱发严重的心血管事件。

看球废寝忘食，头晕却非"缺觉"

四年一度的足球世界杯是球迷们的欢乐盛典，啤酒、零食和通宵达旦，然而，每年这个时候看急诊的病号也会大幅增加，各种原因导致的外伤、中毒和猝死病患，真真儿是喜忧参半。

张先生今年 37 岁，是某大型企业高管。他的身体状况还可以，平时的血压一般维持在 130/90mmHg，紧张休息不好时也可明显升高。对于这种不稳定的情况，医生建议他通过生活方式改善血压的波动。然而，张先生平时工作忙应酬多，抽不出时间打理业余爱好，整个人也越来越发福。

世界杯比赛期间张先生心情格外好，为了不影响收看，特意买了好几箱啤酒和方便面，也把冰箱塞得满满的，准备熬上几个通宵。后来还因为自己喜欢的球队面临出线难题一度紧张到失眠，甚至忘记了吃饭，颇让人"感动"。

比赛还有两场就宣告结束，张先生凌晨1点准时守在电视机旁。正准备伸手够桌子上的咖啡，却突然感到头晕目眩。怀疑几顿没有正常吃饭，可能出现了低血糖，于是赶紧躺倒沙发上，不一会又投入到比赛中去了。终于等到了决赛，张先生也迎来了解放的曙光。可是比赛刚开始他就出现了前一天的相同症状。然而，这一次没来得及把好友泡好的方便面吃完，就一头栽倒在沙发边上。

紧急送往医院后为时已晚，医生说："张先生因为过度疲劳、紧张和饮酒不节制，导致血压急剧升高，最后引发了脑溢血而猝死，第一次头晕就是征兆！如果张先生感到不适时就来到医院检查并去除不利因素，致命危机多半还是可以避免的。"

准妈妈误将头晕当感冒，结果……

二胎政策放宽后，不少七五后的朋友也开始揣摩着再要一个孩子。小杨的大女儿已经上初一了，在公婆的的敦促鼓励下决定再要个孩子。

大龄女性怀孕之前都要认真检查，评估是否可以怀孕及最佳的怀孕时机。小杨这方面的意识有所欠缺，所以检查的并不仔细。好在功夫不负有心人，小杨最终还是顺利怀孕，全家人都满怀期待。

不知不觉胎儿已经5个月大了。某个周末的傍晚，小杨与丈夫一同到邻近的公园散步，走了差不多一刻钟小杨突然感到胸口闷堵、头晕眼花，丈夫急忙将其搀扶至石凳上喝水、捶背、揉胸脯。当时小杨并未好转，甚至还出现了口齿不清的状况，丈夫不得已打了120急救电话。

紧急送往医院后，丈夫告诉医生，他的妻子近半个月经常头晕、胸闷，前几天有点感冒，胳膊和腿也都出现了不同程度的浮肿。此次头晕症状较之前要严重，家人以为是感冒或体力不支所致。后经过医护人员的合力抢救之后，不得已进行了剖腹产。小杨的命保住了，但是身体遭受重创，需要长期休养且不适合再怀孕生产了。最终的检查结果显示：小杨原本就有基础疾病：风湿性心脏病、二尖瓣中度狭窄，一般的工作生活可照常进行，故未予重视并治疗。而这些疾病非常容易合并动脉高压，小杨怀孕恰恰触动了肺动脉高压的"扳机"，并因此引起急性心力衰竭。

主治医生表示非常惋惜，劝告大家不要轻易放过基础疾病。另外，对于肺动脉高压较重的女性来说，怀孕是被严格禁止的。即使意外怀孕，出现头晕症状后也应当尽早去医院检查并终止妊娠。

○ 聊一聊 ○

猝死的原因有很多，心脑血管疾病是最常见的原因之一。诱因包括：高度精神紧张、暴饮暴食、剧烈活动、长时间熬夜和劳累等。在这些不利因素的刺激下，人体的血压会出现波动，而很多患者本身可能存在血脂异常、血栓或心脏病，也就更容易一病不起。

一般来说，猝死发作前一周，甚至一个月就会有先兆，如不同程度的头晕、胸闷、气短、心慌、恶心和疼痛等。而这些症状很容易让人联想到低血糖、消化不良、劳累和上火等常见病，因此，也更容易忽误诊疗时机。

其实疾病征兆的产生是有缘由的，大都跟患者的年龄、日常生活习惯和病史有关。对于那些可能加重病情的活动大家要量力而行，对于有可能引发病情的行为能避免就避免。此外，大家也要注重体检，便于及时掌握身体的基本状态。

别害怕，这才是头晕的真相！

心态决定态度和状态。保持阳光、积极的心态，好运和正能量就会常在。

　　一个做保险的朋友，说他最近业务繁忙紧张，经常出现一过性意识丧失（晕厥）的情形，很是担心。我们俩探讨了一会儿，嘱托他实在不放心就去医院瞧瞧。听着朋友略显紧张的谈话，想起我刚进医院的时候工作量常常爆满，也有过交班时突然晕倒在地的情形，当时觉得可能就是"累着了"。不过如今再来审视我会更加谨慎，因为晕厥可以是神经反射性的，也可以是器质性疾病的，有些休息一下就好了，而有些则意味着更大的问题深藏不漏。

　　晕厥，可怕也不可怕？！

　　晕厥，属于"晕"中较重的一种，不像一般的头晕只是"昏昏沉沉"。晕厥往往伴有短暂的意识丧失，通俗地说就是"晕倒、昏迷"。晕厥在临床上不被当成独立的"疾病"看待，仅仅是一种临床症状。但是晕厥的发生和发展异常复杂，且在所有年龄段的患者中都能见其踪影。研究显示，晕厥在一般人群中的发生率大约为1/3，而且几乎每个成年人即使未发生过晕厥，也都会有晕厥前期的经历。我年轻的时候就有过多次"眼前一黑"和"头晕目眩"的经历，当时怀疑自己是不是贫血了，结果所有的检查做完证明一切正常。

　　当然，很多晕厥只是一过性的，只要适当休息就能很快恢复。但是有的晕厥则是某些重大疾病的征兆，比如心源性晕厥——由于心排出量突然降低引起的脑缺血而诱发晕厥。临床上该病死亡率很高，研究显示 80% 以上由晕厥直接导致的猝死都要归罪于心源性晕厥。而在心源性晕厥导致的猝死当中，又有超过八成为冠心病引发的急性心肌梗死！

别担心，这些晕厥只是一过性的！

不少人有过这样的经历，隔三差五晕厥，但是到医院检查发现什么问题都没有。比较常见的如"血管迷走性晕厥"：神经因素使血管张力和血管压力发生变化，身体对这些触发因素过度反应后指挥人体"晕过去"。

导致血管迷走性晕厥的原因又有哪些呢？主要包括长时间站立、情绪激动、过度紧张、精神压力巨大和过度用力等。这么说可能觉得太笼统，举两个例子大家就心知肚明了。

之前看过一篇新闻报道，文称陕西省有两位中年妇女因为吵架时间太长而晕倒在地，其中一位口吐白沫、小便失禁。大热的天"用生命吵架"，过了嘴瘾却也因为天气炎热、体力透支及呼吸性碱中毒导致大脑缺氧而晕厥。

还有一个有意思的报道，一位体格丰满的俄罗斯姑娘来中国旅游，她穿上了传统的中国旗袍，结果在跟朋友聊天时突然晕倒。紧急拨打 120，救护人员到场后只做了一个简单动作：解开了高衣领的三个纽扣！她就慢慢苏醒了。原来这是颈动脉窦受压后导致的晕厥！

这些没有生命危险的晕厥大都有着类似的外在表现：面部苍白、头昏眼花、恶心呕吐等，对晕厥前后的记忆较为清晰。可能有些朋友会疑惑：怎么跟中暑还有点像呢？

心源性晕厥——让人恐惧的晕厥

由各种心脏疾病引发的心源性晕厥不可疏忽大意！

不同心脏疾患导致的发病情况差别很大，比如急性心脏排出受阻、心律失常、肺血流受阻和先心病等，但是一经发作后果不可估量，由此引发的悲剧不胜枚举。

辨别心源性晕厥，请牢记以下三点：

1. 先兆症状：患者在发生晕厥前可出现乏力、心慌气短、耳鸣、神志恍惚、面色苍白和全身出汗等。

2. 短暂的意识丧失：患者晕厥发作过后，轻者发作一小会儿就会自动苏醒，重者则要数分钟。如果伴有痉挛，患者的意识恢复时间可能需要几十分钟。当然还有"一晕不起"的情况。

3. 心肌病变及其他：初步听诊、心电图和超声心动图检查以明确是否存在心脏本身的问题，如同机器零件损坏。多见于心肌炎、肥厚梗阻性心肌病、心肌缺血、心肌梗死等心肌病变；瓣膜损害也比较常见，如二尖瓣狭窄、主动脉瓣及瓣下狭窄等；年轻人更要关注有无先天性心脏病：如冠状动脉开口畸形等。

生活中有关心源性晕厥的实例

炎夏周末小张邀了好友一起去踢球，下午 3 点天热堪比桑拿。小张和朋友们挥汗如雨，尽情享受运动带来的乐趣。一场球下来，小张接近虚脱，走到场边休息。拿起一罐冷饮就喝，结果还没喝完就栽倒一边。

小张被送往医院后仍然脸色苍白、呼吸急促，医生检查后发现其患有先心病（动脉导管未闭）。此次长时间的剧烈运动，导致血液不能及时回流心脏，脑部供血不足而出现晕厥。一般人可能运动后慢慢就会恢复，而小张疾跑后骤停，心脏一时无法适应而影响了脑供血致使晕厥。所幸及时发现，后经动脉导管封堵治疗而痊愈。

关于心源性晕厥的诊断，有小部分患者是可以通过病史、体格检查及普通心电图检查直接明确诊断，但大部分患者仍需进一步的检查。对于晕厥的患者，我会建议他除到医院做脑血管方面的检查，同时还需去心内科就诊。做心电图、动态心电图检查，看看是否有长 QT 综合征等离子通道疾病等；做超声心动图来排除瓣膜病、黏液瘤、心肌病、先心病等情况，必要时做心脏核磁明确；做直立倾斜试验看看有无直立体位性心动过速综合征或血管迷走性晕厥等。至于中老年患者则需要做运动试验，必要时再做冠脉螺旋 CT 或冠脉造影明确有无严重冠心病的问题。

此外还有肺栓塞导致的晕厥，前文讲的那位母亲千里迢迢来京看望儿子，为了省钱就买了火车硬座。由于路途遥远，那位母亲需要做整整一天的火车。车厢里人很多，母亲怕麻烦就坚持少喝水不上厕所，也甚少起身活动。最后火车到站，母亲一脸喜悦起身，结果突然感到头晕而栽倒在地上。

后经调查发现，原来母亲本来就有高血脂、高血压，此次长时间久坐，使得血液淤积下半身形成血栓，突然起身后血栓堵塞肺动脉而使得肺血流受阻，最终引发心脏骤停和休克。

表 2　休克、昏迷、晕厥对比

类型	具体表现	紧急程度
休克	面色苍白、表情淡漠、反应迟钝、皮肤湿冷、呼吸急促、脉搏微弱、血压下降，甚至测不到、少尿或无尿、意识障碍，甚至昏迷。	★★★★★
昏迷	昏迷可以是突然发生也可能是逐渐发生，面色无太大变化或潮红，意识障碍。	★★★★
晕厥	多有过度劳累或精神刺激等诱因，意识突然消失，呼吸变浅，瞳孔散大，脉搏细微，血压下降，肢端冷，偶可发生尿失禁，患者可在 2 分钟左右自行苏醒。	★★

有人晕过去了，你该做什么？

如果发现晕厥患者我们又该怎么办呢？除了紧急拨打急救电话外，也需要掌握一些最基础的急救方法，实施急救讲究"快、稳、准"，这对于患者的良好预后意义重大。

1. 当发现患者有面色苍白、出冷汗、神志不清的情形时，应立即扶住病人并帮助其躺下，以防跌撞造成外伤。建议采取平卧或头稍放低、脚略抬高的体位，这样能够有效改善脑部血液供应。

2.为了保持患者呼吸道畅通，及时将其衣领扣子解开。如有系领带、腰带、文胸等也要解开；不少患者晕厥时会伴有呕吐，所以应使其头部偏向一侧，以防止呕出物误吸入气管引起窒息；老年人如有义齿，应取出。

3.可用手指按压人中穴；如有心脏骤停，应立即进行心肺复苏以争取抢救时间。

○ 聊一聊 ○

一年四季，季节更替。早晚温差大的时候，如果不注意增添衣物和饮食控制，人就容易生病。这也是为什么秋末初冬时节心内科门诊患者激增的重要原因之一。

在我看来控制好情绪也很关键，要尽量避免激动、疲劳、饥饿和惊恐等诱发因素。另外，老人在排尿、排便时注意体位，最好不要从卧位突然站立，要缓慢坐起并观察有无头昏、眩晕感觉，一切正常后才可下地行走。室外活动则尽量在草地上或土坡上行走，而且不要站立太久。

当然，最重要的是针对不同的心血管基础疾病进行相应的病因治疗，如严格控制血压、调理血脂等。

明星下厨房，累到心肌炎！

> 生活中充满竞争，而竞争颇似打网球。我们应该珍惜与球艺胜过自己的对手比赛，因为这样可以提高自己的水平。

很少看综艺节目，自然也就很少关注明星们的动态。2017年，某卫视在泰国录制的一档饮食节目"出事儿了"——明星主厨累到心肌炎！这位明星是位知名模特，圈粉无数，因此，消息一出来就引来热议！

我上网查看视频，发现画面没那么激烈，是否真是心肌病还不得而知，累够呛倒下是真的。但在七嘴八舌的粉丝留言评论中，却有不少是针对"心肌炎"发起的。出于"本能"我一下子产生了兴趣：人真的能累到得心肌炎吗？心肌炎是怎么回事大家知道吗？

心肌炎是如何产生的？

心肌炎是由各种原因，如感染、物理和化学因素等引起的心肌炎症病变，该病变于人体而言是一种损害。由概念可见心肌炎的发生需要"外界"的作用，像很多粉丝疑虑的"遗传"几无可能。心肌炎轻重不一、表现多样。一般来说，治疗及时患者可痊愈，但久拖不治也可走向心力衰竭。

临床上比较多见的心肌炎是"病毒性心肌炎"。常见的病毒有流感病毒、肠道病毒等。对于年轻人来说，病毒性感冒引起的心肌炎比较严重，患者中男性多于女性，且以青壮年为主！

心肌炎有哪些症状？

心肌炎症状轻微者，可出现心慌、胸闷、恶心、面色苍白和四肢无力等；严重点的患者，会有明显的心律失常、低血压、心动过速或心动过缓等；特别是年长的患者，多会有心前区疼痛，高龄心肌炎患者描述该疼痛有点类似心绞痛。

爆发性心肌炎不多见，但是发病急、病情重，几小时到几天内病情迅速恶化。患者多极度瘫软无力，而且常伴有严重的心律失常，治疗不及时极容易发展为急性心衰或心源性休克，因此，死亡率非常高。

说到此，不得不提一下常见的感冒和腹泻。这两种估计大多数人都得过，但是少有人会将其与心肌炎直接联系起来。但是多年前我在国外访学的时候就发现，国外对于"心肌炎"始终很谨慎，诸如感冒、腹泻等患者到医院后，医生会要求其休息并密切观察其病后 1 ~ 2 周是否出现过心慌、胸闷、乏力、头晕和心前区不适等情况，目的就是避免并监测是否有可能发生心肌炎。

如何预防心肌炎？

以病毒性心肌炎的预防为例，首先，我们要切断病毒的传播，尽量做到不感冒、不腹泻。这要求大家多参加体育锻炼，提高自身的免疫力，居住处也要经常通风换气。流感季节、季节冷热交替之时，尽量少去人多拥挤的公共场所，防止交叉感染。

回到文章开头关注的明星"累到心肌炎"，心肌炎难道能"累"出来？

实际上劳累本身是不会导致心肌炎的，但是劳累可能会降低人体的免疫力。特别是感冒后人的体质非常弱，当患者得不到充分的休息时，体内的病毒就容易穿透免疫屏障，对人体进行更深入的攻击。所以"累"到心肌炎也是有一定道理的。

心肌炎如何治疗？

还以常见的病毒性心肌炎为例，心肌炎确诊后需采取严格的抗病毒治疗并帮助损伤心肌完成细胞修复。一般的病毒性心肌炎在医院需治疗大约 3 周，恢复期则需要 3 个月到半年。在此期间需适当限制体力活动，防止过度劳累并且定期到医院复查。

心肌炎患者在疾病确诊前后都应避免剧烈运动，当患者出现轻微症状，要密切观察并到医院进行进一步检查以确诊。临床上确有很多患者因为病情轻微不注意休息，依旧参加体育运动，最终导致病情恶化甚至猝死！

辨清水肿，生活不被疾病侵扰

> 你若成长，事事可成长。不是世界选择了你，而是你
> 选择了这个世界！

　　试想一觉醒来，发现自己的脸或腿胖了一圈，第一反应会是什么？如果在唐朝，必定欢喜雀跃。可放在崇尚"精瘦"的当代，对很多人来说这就是一件"恐怖的事"。可是偏偏有不少人"喝水都要变胖"，以至于时常饿着肚子质问镜子中的自己：我这是肿了么？

　　每年夏天的时候，女性朋友似乎更在意自己是否又圆润了一些。按理说这个季节瓜果梨枣丰富，饮食上更利于减肥才对。仔细一问才知道，原来不少"胖纸"的体重并没有增加多少，只是"肿了"而已。

　　胖了跟肿了看起来类似，但是后者更应该引起大家的注意。今天一起跟大家聊聊那些关于"肿了"的病例。

　　刘大姐今年54岁，高血压多年，一直坚持服药，病情控制得还不错。前几日发现自己的双腿脚踝部位明显水肿，早晨轻微一些，到了晚间则比较重。家人见状放心不下，便催促其一同去了社区医疗所，检查结果并未发现明显异常。

　　这样又过了几天，刘大姐的水肿仍未消退，她开始辗转反侧心里嘀咕，最后不得已来到门诊咨询。我问她平时吃的药，得知她之前因为血尿酸水平过高而调整了降压药的品种，因此，我怀疑水肿问题多半出在调整后的降压药上。

　　原来刘大姐一直服用噻嗪类利尿药（双氢克尿噻）控制血压，一段时间后血

尿酸水平升高。体检医生建议她换成地平类降压药（如硝苯地平、氨氯地平、非洛地平等），刘大姐也就照做了。但是她不知道地平类降压药有明显的扩血管作用，长期服用可使人体微循环动脉和静脉压力差升高，久而久之多余的液体被"挤压"到组织间隙中，特别是人体低垂部位（脚踝等）而形成外周水肿。刘大姐的水肿有明显的"早轻晚重"特点，更加印证了这一点。

为此，我给刘大姐调了降压药，减少了钙通道阻滞作用的降压药的剂量，加上了沙坦类药物，很快她的水肿就明显减轻了。当然如果刘大姐的效果不好，也可以考虑直接停用钙通道阻滞剂，改用沙坦或普利类降压药。

如刘大姐这般因服药不当引发的水肿案例在临床上并不鲜见，患者如应用肾上腺皮质激素、甘草制剂、雄激素、雌激素、钙通道阻滞剂等也可能产生类似情况。这类水肿的最大特点是"来去匆匆"，用药后发生迅速，停药后不久自行消失，并易于发生于老年女性，只要及时就诊，病情大都能够很好地控制。

有些水肿只是平常生理反应

现实生活中也有很多人总是"无缘无故"出现水肿，因而怀疑自己可能生了什么病。其实不然，相当一部分人的水肿仅仅是一过性的生理反应而已，无须惊慌。

● 特发性水肿　对于很多 30 岁左右的女性，早晨起床后洗漱时，经常发现自己的眼睑和颜面部位出现了轻度浮肿，摸一摸下肢也会有凹陷或紧绷感。不过随着活动量的增加，上述情况亦会逐渐减轻至消退。这又是怎么一回事？

该现象好发于血液循环代谢能力差的人身上——来不及将体内多余的水排出去，水分滞留在微血管内甚至回渗到皮肤中，因而产生膨胀浮肿现象。因此，习惯在睡前大量喝水的人、久坐不动的人、饮食口味重的人、经常熬夜的人，以及天生体质代谢差的人要密切注意，适当改善生活习惯，特别是晨起后及时"伸伸懒腰，跑跑步"，水肿往往能够自行消退。

● 反应性水肿　对于体重偏重和不爱活动的大龄人来说，夏季是比较难熬的。受高温的影响，他们的皮肤血管会发生扩张，引起动脉血流量增加和毛细血管滤过压增高。此时若久坐不运动，就会导致体液渗透并积聚于皮下组织而肿胀。

对此情况，一方面，不必太过担心，炎热的夏天一过自会好转；另一方面，积极减肥和适当运动也能在很大程度上避免水肿。

●经前期水肿　有些女性朋友自诉自己很健康，但是每当月经来潮前十天左右，就会出现眼睑、手背、脚踝，甚至双下肢轻度水肿的情况，随之而来的还有烦躁、失眠、疲乏、头痛等症状，而月经时上述症状就会逐渐消退。

我想跟这部分朋友强调的是，这类水肿多与月经周期变化和内分泌功能改变有关，属于正常的生理现象。随着排尿量增多，水肿及其他症状亦会逐渐消退。

除上述几种情况外，较常见的还有"体位性水肿"，在老师、手术医生等长时间保持站立姿势的人群中频发。

应该说，无论哪一种"生理性水肿"都与具体的疾病无关，但是我们仍要通过改善生活习惯来减缓，甚至避免。大家应当保持乐观情绪，坚持适当锻炼以增强体质，提高适应能力；饮食应坚持低脂肪、低胆固醇、少糖、少盐，多吃瓜果蔬菜和豆制品等；避免久坐久站，经常活动下肢；保证良好的睡眠，起居有律。

因为"器质性病变"引起的水肿

●心力衰竭　心衰患者很容易水肿——双腿肿胀、肚子胀大。治疗的根本在于纠正心衰，同时尽最大可能改善体循环淤血。常规做法包括休息、吸氧、利尿和限盐等。治疗原发病，积极应用最大耐受剂量的 β 受体阻滞剂、普利类药物和／或醛固酮抑制剂以改善心功能，及时纠正水电解质紊乱和酸碱失衡的状态，并注意适量增加高蛋白饮食。切忌一味服用利尿剂而不积极改善心脏功能。

●肾脏病变　肾病引起的水肿有急有慢，急性病相对容易治疗，慢性肾病往往积重难返。故及时发现及时治疗非常重要，必要时还需肾脏穿刺以明确诊断、指导治疗。肾脏病患者的日常饮食亦要加以调养，症状较轻且合并血浆蛋白降低时，不妨多吃一些高蛋白食物，如鱼、蛋和奶等。但是中重度肾病特别是合并尿毒症的患者则需限制蛋白的摄入；食用萝卜、冬瓜和丝瓜等也有明显的利尿作用。

另外，患者要减少钠的摄入，避免刺激性食物并戒烟，戒酒。

● 肝脏疾病　肝病也会引起水肿。与肾病和心衰不同的是，此类水肿多从脚踝开始，且不易察觉，最后蔓延至腹部，严重者会有顽固性腹水，而上肢和面部多没有水肿。故出现此类水肿时，亦要及时去医院检查以确诊，比如化验肝功能等。

● 甲状腺功能低下　甲低的危害很多，其中之一是引起黏液性水肿。由于组织间隙黏蛋白增多而非液体，所以用手摁一下没有坑。甲低的水肿常见于眼睑和四肢，皮肤发凉并日渐粗糙，还可能出现心包积液。水肿本身不会带来多大痛苦，关键是尽早确立病因。甲低早期病情较轻，可口服补充甲状腺素，中晚期需要进一步对症治疗。

○ 聊一聊 ○

时不时称一下自己的体重，看看最近是胖了还是瘦了。如果饮食控制得很好，体重又没有明显增加，可是却发现自己"胖了"，那么就要注意这种"虚胖"，很可能就是水肿。

一如我前面所讲的水肿原因很多，可能是正常的生理反应，也可能确实生病了。无论如何都应该及时到医院咨询确诊，根据水肿的部位和特点辨别病因，轻者调整生活习惯，重者则要对症下药，只有及时预防和缓解水肿，才能有效阻隔疾病侵扰我们的生活！

一条腿肿 or 两条腿肿，差别大着呐！

有时候我们不快乐，不是因为得到的少，而是不肯放下的太多！

你的腿还好吗？

俗语说：树老根先枯，人老腿先衰。很多上了年纪的人，心脑等主要脏器可能没有大问题，但是腿脚越来越不灵便。如今这一现象还越来越年轻化了，不少 50 岁左右的人感慨自己稍微做点事情就容易腰酸腿疼，甚至腿经常"不明就里"地肿胀。

一位中年男性患者步履蹒跚地来到诊室，我问哪里不舒服，他非常困难地卷起已被剪开一侧的裤子，露出肿胀晶亮的小腿，略显夸张地诉说自己被"大象腿"一直折磨。家人怀疑是肾出了问题，而同事则建议来心内科，他一时拿不定主意，就决定来医院先选一个科室看看。

不少人发现自己的腿变粗、变壮之后，开始会觉得是肥胖所致，再者会考虑可能是肾脏出了问题。实际上很多种疾病都可能引起腿肿，即使在心内科也并不少见。至于是一条腿肿还是两条腿肿，则完全可能代表不同的疾病。

先跟大家讲个小窍门：如果只有一条腿发生水肿，那么在很大比例上可以排除肾脏疾病。因为肾脏功能不好，不仅影响尿液的正常排出，且会造成多余水份滞留在体内，但其结局多为两侧性和全身性，不会"厚此薄彼"。要么不水肿，要么两条腿一起肿，或仅表现为双眼睑浮肿。反之，一条腿健全而另一条腿水肿，特别是患者还有胸痛气短的症状时，就要怀疑是心血管方面的问题了，比较常见的是下肢静脉血栓。

我经常说一条腿肿比两条腿肿来得更凶险，这是因为下肢深静脉血栓挺顽固，一旦处理不好甚至可能危及生命。

下肢深静脉血栓如何形成的？

血栓的形成多半跟血流"缓慢"和血液"偏厚"有关，通俗地讲就是血流不通畅、血液呈高凝状态。对于下肢深静脉血栓而言，静脉壁的损伤也是不可忽视的诱因之一。总之这是一个相互间影响产生的结局。

● 血流缓慢　血液在血管里流动越通畅，新陈代谢就越快。如果血流速度过慢，甚至不流动，就容易使一些血液中的杂质和废物沉积而形成血栓。

下肢静脉血的流动和下肢的运动关系紧密，所以，那些长期卧床的患者或长时间坐着不动的人容易产生下肢静脉血栓。前者如脑梗、手术后长期卧床的患者，后者如长时间坐飞机或火车的人。

● 血液"偏厚"　也就是血液黏稠度高。这个很好理解，高血脂的患者血液自然很厚，因为油脂比较多。当然，有些肿瘤患者，特别是卵巢肿瘤和肺癌患者因癌细胞破坏正常组织，释放一些有害物质使得血液黏度增高，以及一些因外伤刺激导致血液浓缩的情况。

● 静脉壁损伤　血管壁本身是非常光滑的，除非遭到损伤，血管壁就会变得粗糙不平。这里的损伤有化学性的，也有机械性的，总之都属于不良刺激。如长期静脉注射液体的患者，其中的某些成分反复刺激静脉壁可导致静脉壁损伤，还有些腰部或腿部扭伤的人，也容易引发下肢静脉壁损伤。

当然，也有极少数患者无法短时间内查明病因。

血栓一旦形成，就会堵住本应该回流到心脏的下肢静脉血，血液不能及时回流而潴留在下肢。绝大多数患者是先从小腿肿起，然后蔓延至大腿，腿肿较轻时，患者多感到沉重，特别是站立时，腿肿得厉害时，患者也会感觉到疼痛，且走路会加重痛感。

深静脉血栓的危害不容小觑

通常情况下，下肢的血液流会先到心脏处汇总，再流向肺动脉。而肺动脉是比较"脆弱"的，最容易引起肺栓塞而致肺梗死——即使轻微的肺梗也能够导致胸痛、咳嗽或咯血，而大的血栓引起的肺梗可能引发猝死！所以，不得不特殊照顾。

当下肢静脉血栓形成之后，如果血栓能够"按兵不动"，那么患者也仅仅是感觉"腿肿了"，顶多就是不舒服。但血栓一旦脱落并随着血流四处游荡，情况可就不一般了。

由于单纯腿肿的原因很多，门诊上不乏有深静脉血栓病的患者看错门诊的情况，所以，大家在鉴别上还应留心。像心衰、心功能不全、肝功能不全、糖尿病和营养不良等，关键是看双侧还是单侧。当然，也不能排除双下肢深静脉都血栓的特殊情形，因此，还是要到医院找医生确诊，通过彩超就能够看出血流是否通畅，有没有血栓也就一目了然了。

深静脉血栓该如何治疗？

抗凝治疗是深静脉血栓最主要的治疗方法之一。患者适时准确地服用抗凝剂，能够降低肺栓塞的发病率，亦能缓解深静脉血栓可能形成的后遗症。

血栓急性期的时候，多建议患者应用肝素或低分子肝素，然后慢慢过渡到口服抗凝药，如华法林。之前我也讲过华法林与其他药物乃至食物相互作用很复杂，个体剂量差异也比较大，为避免出血风险需要按时监测。如有静脉曲张时，亦会推荐患者穿戴医用弹力袜，来缓解疼痛和肿胀，并抑制血栓增长、减少血栓后综合征。

有些患者总觉得腿肿就要休息，所以选择卧床，其实不见得。临床研究证实，小的静脉血栓患者，早期下床适度活动有助于病情的恢复。如果患者不便下床，也要考虑在床上做腿部活动，如高抬腿、腿部按摩等。当然，这里要强调的是"小的血栓"，也就是说患者要先确保血栓稳定。

○ 聊一聊 ○

我认识十年的一位心内科医生最近传来其丈夫的噩耗……

她的丈夫今年 40 岁，中秋节前因为打羽毛球扭伤脚踝。妻子希望休养一下，他却坚持按计划回老家过节，最后忍痛开长途车回了老家。由于路途遥远并时有堵车且喝水较少，到达目的地时丈夫的脚踝肿胀得更加厉害。家人也只认为这是普通的扭伤，岂料下车后没过多久丈夫就开始胸闷气短，最后因为肺栓塞而猝死在床榻上！

每每提及此事，她都责怪自己当时忽略了下肢肿胀处理不及时会诱发血栓，一旦栓子脱落后果不好控制，而最终的不幸偏偏就发生了。唉，可怜，也着实可惜啊！

这病，玩的就是心跳！

人生最贵的东西是信仰，最好的美德是忠诚，最利的武器是知识。

因为金庸的存在，云南成为了武侠迷们心目中的圣地。周末再次来到昆明参加高血压学术交流会，会议结束后还有小半天的自由时间，我决定出去走走，当地的同仁说春之城不止有让武侠迷们醉心的自然景观，博物馆里的藏品也静静诉说着遥远的记忆。

虽然我个人不太懂收藏，但是知道搞收藏的人定是博爱之人、热心之人、念旧之人。当看到那些几经风霜、颜色陈旧的玉璧、石尊，我想起了一位身患房颤的好朋友——认识不长却一见如故的收藏家胡先生。恰巧会议期间胡先生给我发来微信，除了送上距今三千年的"青玉猴祖"收藏品图片以表祝福外，还就他的老毛病房颤咨询一二。

说起来颇有些机缘巧合，我们是在某年一次宴会上认识的。胡先生搞收藏数十年，誓把中国传统守卫到底的决心给我留下了深刻印象。后来他向我袒露心声，说自己身患房颤，辗转多家医院医治也不见明显效果。

想来胡先生为了争取更长久的时间保护传统而对健康孜孜不倦，我也深感责任之重大！其实临床上像胡先生这样身患房颤多年、反复治疗效果仍不稳定的患者有很多，对于房颤的来龙去脉、危险因素和用药等各方面存在着诸多疑问。

心房颤动，简称房颤，是一种比较常见的持续性心律失常。从字面意思理解就是自己的心房在病理状态下发生不和谐的"颤抖"——构成心房的肌纤维像"着了魔"似的无规律、不协调地剧烈运动，频率多为 300 ~ 600 次 / 分。

患者房颤发作时的症状因人而异、感受不一，主要取决于有无器质性心脏病、心功能基础、心室率快慢及发作形式等。外在的常见表现如心慌、头晕、气短和胸部不适，有时还合并有大汗、小便增多等植物神经功能紊乱的特征，当然也存在丝毫没有不适感的"正常"情况，值得警惕的是"高风险"往往隐藏在房颤里。房颤时血液容易在心房内淤滞而形成血栓，当血栓脱落后即可随着血液流动至全身各处，堵在哪里哪里就会出现相应的病症，如最常见的脑卒中，除外还可能导致心梗、肾栓塞和下肢动脉栓塞等。

早期房颤以阵发性居多，发作频繁且难以预测；晚期房颤多为持续性发作，因为能诱发其他心血管恶性事件，所以大家普遍比较重视。一般来说，年龄越大的人越容易房颤，研究发现 75 岁以上的人群发生房颤的概率可达 10%。另外要注意的是房颤患病率的增长还与冠心病、高血压和心力衰竭等疾病的增长密切相关。所以说心血管疾病已成泛滥之势的我国，在未来 50 年内很可能还要刮起一阵"房颤流行风"。

"知己知彼，百战不殆"。关于房颤的来龙去脉科学上还没有非常清晰的解释，不过已经证实饮酒、精神紧张和剧烈运动等都是较为常见的病因。

房颤本身或许没有多么可怕，它更像是引燃地雷的导火索。统计资料显示，我国 20% 的脑卒中患者皆由房颤引起，房颤也是血栓栓塞并发症、诱发和加重心力衰竭的重要原因。以脑卒中为例，患者若患有房颤，脑卒中的发生率会提高 4 ~ 5 倍，病情往往也更加严重，意味着更长的住院时间、更高的致残率和死亡率。

值得一提的是，房颤还是高血压患者的常见合并症之一，所以，血压的控制对预防房颤尤为重要。

近期还发现痛风导致的尿酸累积不仅能够引发关节疼痛，也助长了房颤的发生发展。来自英国的一项大规模临床研究发现，痛风患者与正常人之间做对比，其患房颤的风险概率显著增加。因此，一旦确诊为痛风，特别是年长或已经存在房颤危险因素的患者，应密切观察自己平时的表现，如果出现心悸、眩晕、胸部不适和气短的症状，应当尽快去医院检查和评估，通过心电图、超声心动图、胸片和化验等来鉴别。

房颤随着病情的发展，如果不加以防范，就会引发心房的结构重构和电学重构，所以要注重防治。首先，大家要养成良好的生活习惯，保持愉快的心境；其次，避免长期大量饮酒、限制服用含有咖啡因的饮食，如茶、咖啡、可乐及一些非处方药等，谨慎应用某些治疗咳嗽或者感冒的药物；第三，控制好相关的危险因素，如高血压、糖尿病等。

房颤治疗的最终目的是恢复窦性心律和预防血栓形成，原则是找准病因，针对房颤的诱因和心脏基础疾病展开治疗。

某些疾病如甲亢、急性酒精中毒、药物也会引发房颤，祛除病因之后房颤可能自行消失。而对于那些卒中风险高或曾经罹患卒中的房颤患者，治疗的主要关键点还包括"抗凝"，只有这样才能避免血栓的形成和栓塞，降低卒中发生的概率。

具体的治疗方法分为药物治疗和非药物治疗两大类。药物治疗主要是抗凝、抗心律失常；非药物治疗常见的有电转复，短期成功率很高，缺点是无法长期维持心律效果。导管射频消融术，因为创伤小、风险小，因此，当下也比较流行；外科迷宫手术，效果上佳但创伤大、风险高；左心耳封堵术，目前建议仅用于无法服用抗凝药来预防血栓栓塞并发症的患者。

Chapter 7

药

吃对了救命，吃错了害命

高血压患者要吃阿司匹林吗？

人生中，快乐是非常态，不快乐才是常态。这就是人生的意义，在不快乐中，寻找快乐。

阿司匹林具有较好的抗血小板功效，尤其是做过支架的老患者，阿司匹林可以说是经济实惠的必备良药。不过很多高血压患者也在考虑吃阿司匹林，他们的疑问大抵如下：高血压患者吃阿司匹林能降压吗？阿司匹林是否会影响患者的血压变化？患者有高血压也可以服用阿司匹林吗？如何预防和减少阿司匹林不良反应？

今天我们仔细讲讲什么样的患者应该吃阿司匹林及合适的剂量。

哪些人该吃阿司匹林？

阿司匹林是医药史上的三大经典药之一，在心内科领域主要应用于心血管疾病的预防和治疗。虽说阿司匹林经济、低毒、方便，但是在临床上的使用仍然缺乏足够的规范。为此我们还做过几次中小规模的随访调研，发现不少患者对阿司匹林抱有偏见，使用不足和滥用的情况均有发生。

阿司匹林可以降血压吗？

首先要强调：阿司匹林不是降压药。

很多人犯了常识性的错误，看见身边的高血压患者在吃阿司匹林，所以就想当然地认为阿司匹林可以降血压。其实不然，高血压患者即使吃阿司匹林，绝大多数也是为了防止其他可能存在或正在发展的心血管疾病，比如同时伴有冠心病、严重的颈动脉斑块及狭窄、腹主动脉瘤、间歇性跛行和其他全身动脉血管疾病等，特别是既往有过支架、心脏搭桥、心肌梗死和缺血性脑梗死经历的患者。

也就是说只要患者存在这些病症，又没有禁忌证，就需要服用阿司匹林。这也是我们常说的二级预防，积极应用阿司匹林治疗是毫无疑问的。但如果没有上述情况，仅有高血压，是否需要吃阿司匹林就要因人而异了。

阿司匹林会影响患者的血压变化吗？

之所以把高血压单独拎出来讲，是考虑到了用药安全。因为高血压患者的血管壁长时间受到高血压的不良损害，已经发生了一些病理性的改变，因而比血压正常的患者更容易造成血管破裂和出血，当患者的血压处于较高水准（180/110mmHg）时发生脑出血的概率增加。而阿司匹林进入人体后可抑制血小板，加重可能的出血。所以对高血压控制不佳的患者，常需要医生权衡抗血小板带来的心脑血管疾病的风险降低和出血增加间的平衡。

阿司匹林的应用剂量、服用频率

作为心内科的常用药，阿司匹林的应用剂量也有明确共识。我们不建议常规使用75mg以下的阿司匹林，因为达不到期望的效果，也不提倡使用150mg以上的，因为剂量的增加可能带来更多的不良反应。综合来看，75 ~ 150mg剂量既安全又能保证药效。

临床实践表明，每日服用一次阿司匹林既安全又可靠，可以说是最佳选择！

小剂量长期服用有预防作用？！

阿司匹林用于心血管疾病预防是一个长期过程，只有长期应用才有明显的药效学优势。"护士健康研究"证实阿司匹林使用越久，生存获益越高。不过用阿司匹林来预防心血管疾病是有要求的，也不是谁都可以吃、谁都应该吃，需仔细甄别心血管疾病低、中、高危人群。

低危人群，仅仅有高血压而无其他病症。由于潜在的不良反应如出血，可能会抵消潜在的获益，因此，并不推荐使用阿司匹林作为一级预防；中危人群，根据临床的实际情况，权衡患者获益和风险"值不值"后决定是否用药。如有严重的胃肠道疾病，因增加出血风险而不提倡应用；高危人群，是阿司匹林一级预防的适宜人群，用药带来的获益明显超过可能产生的风险。

中高危人群的具体鉴别标准

合并以下3项及以上危险因素者，建议每天服用阿司匹林75 ~ 100mg进行一级预防：男性 ≥ 50岁或女性绝经期后；高血压（血压控制到 < 150/90mmHg）；高胆固醇血症；肥胖（体质指数 ≥ 28kg/m^2；早发心脑血管疾病家族史（男 < 55岁、女 < 65岁发病史）；糖尿病；吸烟；合并慢性肾脏病的高血压患者。一级预防又称病因预防，主要是针对致病因子或危险因子采取的措施，也是预防疾病的发生、消灭疾病的根本措施。

二级预防：指在发病期所进行的阻止病程进展、防止蔓延或减缓发展的主要措施。如患者已经存在冠心病，此时服用阿司匹林就属于二级预防。

如何预防或减少阿司匹林的不良反应？

胃肠道不适是阿司匹林的常见不良反应，选用肠溶制剂可预防或减轻不良反应的发生。研究结果显示，患者服用普通阿司匹林或阿司匹林肠溶片一周后胃肠不良反应发生率分别为12.39%和6.8%。阿司匹林的药物特性是一旦生效，持续抗血小板聚集，所以无需过分强调某一固定时间服用，但是饭前还是饭后服用对胃肠道不适的发生有影响。因空腹胃内酸性环境强，非肠溶剂型易对胃黏膜产生刺激，最好饭后服用。肠溶剂型阿司匹林不易在胃内溶解且在胃内停留时间短，能减少对胃黏膜的损伤，故可在饭前空腹服用。

这些救命药，能应急也能辨病

人心如叶片一生一落，一落一生，每一个光阴流转的季节，都有嫩芽悬于枝头。人心是容器，时常刷新，时常清空才会面朝阳光，轻装而行。

有一位乡下的阿姨来北京儿子家过中秋。她的儿媳妇非常孝顺，专门陪她来医院找我看病。经过询问得知她患有心绞痛，近一年来发作尤为频繁。详细查阅了之前做过的检查数据后，我给她开了阿司匹林、倍他乐克、阿托伐他汀等常规治疗药，孝顺的儿媳又要求再开些硝酸甘油、速效救心丸、复方丹参滴丸等急救药。但对于吃哪种、怎么吃她却是一脸茫然。因等候的门诊病人实在太多，我只能简单说一些注意事项，并让助手在她随后取来的药瓶上进行了标注。

临走前阿姨一本正经地跟我说："你要一直写下去，这些微信对我们很有用。"所以算是回馈阿姨的重托，我就写了心绞痛急救药硝酸甘油、速效救心丸，以及常用的复方丹参滴丸的特点和区别。

狙击心绞痛

当心脏肌肉得不到充足的血流供应而缺氧时，人就会出现"心绞痛"的症状。造成血流供给不足的主要原因是运输血液到心脏的动脉过于狭窄，所以，如何在心绞痛发作时高效便捷地"扩充"动脉以增加血流量，成为大家遴选急救药的首要指标。

目前关于心绞痛的急救药品有西药，也有中成药，比较常见的包括硝酸甘油、速效救心丸等，但是如何选择却让不少患者和家属纠结。要解决这个问题，就需要充分了解硝酸甘油和速效救心丸的特点。

硝酸甘油和速效救心丸的本真面目

硝酸甘油属于硝酸酯类药物，在临床上的应用已经有 150 年之久，亦是缓解心绞痛的经典药物。硝酸甘油在人体内能释放一氧化氮，使得动脉血管平滑肌和其他组织内的"环鸟苷酸"增多，这种物质能够很好地调节血管扩张。除了心绞痛应急之外，硝酸甘油还能够降低血压和治疗充血性心力衰竭。

速效救心丸是中成药，在坊间的流传度很广。该药中有一味川芎，其中所含的川芎碱对动脉血管有较强的扩张和解痉挛作用。而另一种成分冰片则有一定的止痛作用，用中医的说法叫"行气活血，祛瘀止痛"。除了心绞痛应急之外，速效救心丸在治疗偏头痛方面也有一定疗效。

硝酸甘油和速效救心丸需舌下含服

硝酸甘油和速效救心丸都需要舌下含服，只有这样才能保证药效的充分、快速利用。必要时可咬碎置于舌下方，口腔太干燥的话再含少量白开水。虽说都是含服，但从效率上讲硝酸甘油吸收会更快一些。

无论选择硝酸甘油还是速效，服药时都应采用坐姿。只有这样才能尽量减轻心脏负担，缓解病情。如果患者站着含服，由于头部位置较高，四肢血管又扩张，很容易产生低血压并引起晕厥，特别是硝酸甘油；而躺着含服，心脏位置会更低，此时大量血液回流至心脏，可导致心脏储血量突然增加，加重心脏负担，心绞痛症状反而得不到有效的控制。

服药量是最关键的，需要充分掌握好，切勿过量服用。速效救心丸可以短时间内反复使用，一般预防剂量为每次 4 粒，一日 2～3 次；治疗剂量为每次 6 粒，一日 3 次；急性发作时每次服 15 粒。当然，建议只是理论值，具体还要在主治医生的指导下，根据每一个患者的具体体质和病情确定用量。

　　硝酸甘油主要用于急救，所以，多数出现在关键时刻。症状发作后当即含服1片，时隔5分钟后不见效可再含服1次，最多连续应用3次。

硝酸甘油和速效救心丸"二选一"？

　　作为治疗心绞痛的常用药，虽然硝酸甘油和速效救心丸的成分完全不一样，但是最终目的都是为了扩张动脉血管。但是对一些特殊患者来说，需要二者择其一。

　　1.青光眼、颅内压高、低血压和对硝酸甘油过敏的患者，建议选择速效救心丸；

　　2.速效救心丸中含有冰片的成分，所以对脾胃虚寒、拉肚子的患者建议选择硝酸甘油；

　　3.无法确定自己是否属于"心绞痛"，但是一直胸闷且胸前区针刺样隐隐作痛，建议服用速效救心丸；

　　4.对于心绞痛较重的患者，含服速效救心丸无效时，应当立即服用硝酸甘油救急；

　　5.因硝酸甘油的降压功能，建议正在应用"伟哥"类药品的患者选择速效救心丸。

　　对于大部分没有禁忌的心绞痛患者，这两种药是可以轮流吃的。因为光吃硝酸甘油容易产生耐药性，而光吃速效救心丸又容易产生依赖性。再者要强调的是，有些患者确实家中常备这两种药物，但是在出现心绞痛时会两种药都吃，认为这样相当于双保险。实际上两种药物叠加服用的做法并不可取，一方面疗效不好把控，另外也极易掩盖真实的病情。

再说说复方丹参滴丸

　　复方丹参滴丸的主要功用为活血化瘀、理气，且不会产生药物性低血压，所以在临床上的使用范围也是比较广的，比如各种原因引起的胸痛、胸闷、心悸、食道炎、胃炎、肋间神经痛，乃至胃胀等。

　　当然处处可用的优点也可能成为其缺点：对比硝酸甘油和速效救心丸，复方丹参滴丸更多应用于轻度的心绞痛或心绞痛的合并用药，特别适用于心脏神经官能症。当出现胸闷含服硝酸甘油有效时，我们可以"放心"地高度怀疑心绞痛，而含服复方丹参滴丸有效时，猜中心绞痛的概率就只有一半了！

不想吃降压药，是旧事也是难题

> 心静者高，高者俯瞰世界；心和者仁，仁者包容万物；
> 心慈者深，深者淡对冷暖；心慧者安，安者笑看人生。

　　每次拜访老领导的夫人，都能有所收获。夫人是当年清华大学的高材生，也曾是一家大国企的老总，为人处事皆是我学习的榜样。

　　喝完一盏茶，夫人向我介绍收藏多年的青瓷花瓶，她说：你看这个开片瓷瓶年纪不小了，泛着黑白不同的光芒。我想当年在烧窑里，坚硬的骨质和热火甚是默契，方能孕育出这一大片青色。大开大合，所以釉色新生了。

　　人到中年，就像开片的瓷器，一边残缺，一边圆满。夫人拉我去窗台边欣赏她种植的花草，喷完水问我："我体检时发现血压偏高，医生建议我吃点降压药控制一下，可是我听说降压药一旦吃上就停不了了，所以我一直很疑惑。我到底该不该吃呢？控制好了是不是就可以停药了？"

　　听完我会心一笑，夫人还真是"开片的瓷器"，做人这么圆满，却在高血压治疗这种常见病上纠结。虽说人无贵贱之分，但是眼界肯定有宽窄。既然师出名门，夫人的智商和阅历自然不在话下，却依旧追问"降压药吃与停"的问题……

　　人人都期望自己的高血压能像感冒一样药到病除，实际情况要复杂一些。降压药该不该吃？吃上能不能停？今天"旧事重提"，跟大家好好研究一下这些"难题"。

弄清楚"血压"的来龙去脉

我们的心脏每跳动一下，就会"挤出"一定体积的血液。血液在动脉内流动时对动脉血管内壁产生压力——血压。心脏收缩，血液泵出，此时的血压为"收缩压"（高压）；心脏舒张，血液回笼，此时的血压为"舒张压"（低压）。

血压的大小与两个因素密切相关：心输出量和血管阻力。心输出量越多、血管阻力越大，血压也就越高。所以降血压，就要从上述两个因素下手——降低心输出量、减低血管阻力。

因而，不同的降压药凭借相对应的功效发挥降压作用。如 β 受体阻滞剂能够减低心肌收缩力，进而减少心输出量；α 受体阻滞剂和钙离子拮抗剂分别作用于外周血管的交感神经系统和血管壁，通过降低血管阻力达到降压的目的。

对国人来说，血压治疗的目标值一般人应 < 140/90mmHg。但是也有特例，如 80 岁高龄以上、严重颈动脉狭窄、脑供血不足等患者，目标值可适当放宽。

明确"高血压"的发生始末

顾名思义，就是以体内循环动脉压增高为主要表现的临床综合征。具体的定义是：未服用抗高血压药物的情况下，收缩压 ≥ 140mmHg 和（或）舒张压 ≥ 90mmHg（要在非药物状态下 3 次或 3 次以上多次血压测定的平均值为准）。

高血压可根据严重程度分为轻、中、重度三级，如收缩压 ≥ 180mmHg 和（或）舒张压 ≥ 110mmHg，即被判定为重度高血压。

高血压有原发性也有继发性，前者在人群中占九成以上，原因不甚明确，但研究发现相关危险因素：遗传、肥胖、缺乏运动、高盐饮食、老年、饮酒过量和精神压力等；后者多因肾脏疾病、肾动脉狭窄、肾上腺疾病和长期应用糖皮质激素、呼吸睡眠暂停等引发，占比较少。

我国高血压防控形式极为严峻！有研究称，截止 2025 年，我国高血压患者将达到 3 亿之多，相应的高血压知晓率、治疗率和控制率非常低，同比美国可能还不到人家的四成！革命尚未成功，同志仍需努力啊！

再来谈谈高血压的治疗

上文已讲通过减少心输出量和降低血管阻力可控制高血压，但是实际操作起来并非易事。特别是那些已经明确心肌肥厚、动脉粥样硬化的患者（器官本身已经发生了"质变"），只能靠药物来维持，期望药到病除还自己健康的心肌和血管已经是不可能了。就像一根橡胶皮筋，拉神超过极限（内部部分纤维已经断裂），也就无法恢复原来的弹性。

要想避免无能为力的一幕或尽可能延缓这一幕的出现，就要先下手为强，推迟"质变"临界点的出现。高血压是慢性疾病，也就意味着病情进展需要时间。我们应当在早期就进行干预，比如良好的生活习惯，较早通过服药将血压控制在正常水平。

很多人误解为常年吃降压药造成依赖性，导致自己的血压持高不下——这是"本末倒置"的！实际上是因为血压高，才需要降压药帮助将血压降至正常水平。而长期血压高，对自身器官产生了不可逆的影响（如血管壁硬化），恶性循环后高血压日趋"顽固"，所以需要长期吃药，且常常是事倍功半，需要加大剂量了。

讲到此就要谈"合理用药"。于我个人而言，当发现高血压早期及能耐受的情况下，一方面，积极服药控制血压，重中之重是将"血压目标值"适当降得更低一些；另一方面，强化生活方式的改善。这样能起到更好的预防、治疗作用。当然，降压药品种多样、规格不一，大家选择时要根据自身的实际情况，遵医嘱。

降压药到底能不能"停"？

这是很多患者朋友反复问我的一个问题，答案自然也是因人而异，具体情况具体分析。治疗高血压，原则是坚持服用最小必要量的降压药，控制血压稳定在一个合适的水平以后，长期坚持维持治疗。如果能同时限制食盐的摄入、合理的运动锻炼和减轻体重等，降压药或可逐渐减量甚至停用。

停药需谨慎

1.早期轻型高血压患者，血管没有出现结构性改变，经过药物治疗确定非常稳定之后，可以逐渐减少用药量甚至停药。

2.有些患者的血压呈"季节性"，在冬天需要服药，而天气转暖特别是到了夏天，血压控制稳定后也可以阶段性减药或停药。

3.有些人到了更年期之后，因家庭工作压力大、焦虑导致的高血压，而当这些不利因素消除之后，血压也可能脱离降压药的帮助而逐步回归正常。

即使降压药停用也要定期监测，同时积极改善生活方式：如不吸烟、少饮酒、饮食营养均衡、规律运动锻炼、控制体重等。不恰当地随意停用降压药（如 β 受体阻滞剂），很可能产生反跳性高血压的危险！

○ 聊一聊 ○

每个人对待疾病的态度有所出入，但是"讳疾忌医"是通病。希望停药的初衷没有什么问题，如果停药的害处大于吃药，那么就得两权其害取其轻。

跟学生一同看过一部电影《滚蛋吧！肿瘤君》，姑娘们一个个哭得梨花带雨。我想感动是真挚的，因为身处人生谷底选择对命运微笑是最高贵的品质！所以，如果不够幸运，疾病上门后也请跟医生一道面对。美好的结局需要聪明的应对，区别在于很难碰到像吴彦祖一样英俊的医生罢了。

降压药并不是什么严重的"双刃剑"，别让那些似是而非的不良反应影响了自己的理智。以后老领导的夫人再问我吃不吃降压药，我会说：重要的话讲三遍——身体得益，但吃无妨！

叶酸服用勿草率，细节见真知

> 生活中的信任不是指没有误会，而是总能给对方解释误会的机会。

每次只要一写到跟"吃"有关的文章，不论是吃药、吃饭，还是吃其他好吃的，总能调动起大家的积极性。一篇关于"叶酸"的报道，让不同年龄段的微友打开了话匣子。

不得不说大家都是热爱生活之人、关心健康之人！更有"居委会知心大姐"式人物，因为微信后台留言不方便，就用小本本搜集了若干问题，作为"代表"来到门诊上准备跟我长谈。

健康嘛，细节见真知。大家能够如此"较真"，我心里倒是很欣慰。于是就罗列了相应的问题，给大家摘录回答如下。

儿童也能吃叶酸片吗？

先给咨询问题的父母点个赞，可怜天下父母心！儿童是否要吃叶酸片，要看具体的情况。

如果孩子确诊是贫血（巨幼细胞性贫血），那么叶酸片自然是优选。若仅仅是测量结果显示叶酸含量偏低，又无其他明显症状，我的建议是最好不要优先选择叶酸片。一方面，儿童处于身体发育时期，需要其他多种维生素的补给，大量服用叶酸，可能会影响其他营养成分的摄入；另一方面，即使缺乏叶酸，也可以通过饮食补充，而不一定非要吃叶酸片。具体吃法上讲究生食或简单的料理，替代过多的煎炒烹炸。再者食补不会一蹴而就，需要长期坚持才行。

叶酸片需要一直吃吗？

合理用药讲究适量和适时，而很多人吃药吃出新的问题，多半也跟这两方面控制不佳有关。那么叶酸片需要一直吃吗？

当然不需要！不可否认有些特殊一点的疾病，要求终生服药或长期服药。而叶酸的服用与否，与身体内叶酸含量密切相关。一般情况下，服用一段时间叶酸后（3～6个月），建议去医院抽血检查一下，如已在正常范围，又无缺乏叶酸的相关症状表现，可以试着停药1～3个月再复查。多数患者经过1～3个频次的服药－检查之后，基本就可以不用再吃叶酸片了。

在我看来最重要的是要多增加绿叶蔬菜和水果，比如每天进食8两～1斤蔬菜，同时还应多吃粗粮。至于那种怎么补体内叶酸都不达标的情况还是很少见的。

吃叶酸多了会致癌？

人是个复杂的机体，因此，当人生病后就会变得更复杂，比如"一体多病"现象，临床上用药时就得尽量争取各个击破。但是有些时候必须二选一，甚至多选一，所以也就只能两害相权取其轻了。

关于叶酸致癌的传闻也不是第一次听到，甚至我也读过类似的医学研究。有文章提示说高浓度血浆叶酸可能会升高结直肠癌患者的发病风险，而且摆事实讲道理。我想说的是，这只是个别研究或者说小范围的研究，并不具备普遍性，即使结果呈阳性，也仅仅是给我们提示，需要进一步大规模科学研究去证实或澄清。

而叶酸与脑梗死的关系却在进一步地明确，且已经被很多大规模临床研究证实，适量叶酸确实有助于降低脑梗死的发生率。考虑到脑梗死与癌症两种不同疾病的发病机理，后者吃叶酸防脑卒中的获利也明显高于前者所谓"不吃叶酸不致癌"的获利。

H 型高血压需要补充 0.8mg 叶酸？

很多药不同的剂量可以治疗不同的疾病，阿司匹林如此，叶酸同样如此。有患者问：医生给我开的是 5mg，这比 0.8mg 多多了！

没错，5mg 治的是贫血，而 0.8mg 治的才是 H 型高血压。又有人问：为什么文章中说"人体正常每天有 0.4mg 叶酸的需求"，难道不是吃 0.4mg 就可以了吗？为什么要吃 0.8mg，这不是多了一倍吗？

这也不难理解，所谓的 0.4mg 对应的是健康人，0.8mg 对应的是 H 型高血压患者。这 0.8mg 叶酸的去处形象地描述是：先"中和"H 型高血压患者体内多余的同型半胱氨酸（Hcy），然后剩下的叶酸再维持正常的需求量。

Hcy 超过 10umol/L 要吃叶酸吗？

大家如果做过同型半胱氨酸（Hcy）检测，化验单上都会给出一个数值区间"5.9 ~ 15umol/L"，不同的医疗机构可能略有不同，有的医院给出的是 4.9 ~ 15.9umol/L 及其他数值等。微友问：为什么我们常说的 H 型高血压标准却是 Hcy ≥ 10umol/L？

首先 Hcy ≥ 10umol/L 是人为定义的理论数值，也是供临床参考用的。再者对于化验单里的数值区间，理论上测定结果在区间范围以内的都算正常，这里的"理论"是得到大规模临床研究证实的——研究群体中 95% 落在这个区间都不会引发高 Hcy 的症状。但是仍有例外，这个例外就是"风险"，比如一个人的 Hcy 是 6umol/L，而另外一个人的 Hcy 是 14umol/L，虽然都在正常范围之内，但是后者的风险要明显大于前者。

很多时候我们吃药也是为了应对风险，至于落实到某一个体究竟是否需要应对或如何应对，需要主治医生结合综合情况来决定。就我个人 30 余年的从医经验，即使 Hcy ≥ 15（低于 30umol/L），我也更愿意先予均衡的、多种的新鲜蔬菜饮食治疗，3 ~ 6 个月再复查。所以，有些患者看似是 Hcy 高血压患者，也未必就一定要吃叶酸片。

叶酸能降血压吗？

叶酸不能降血压！

高血压患者吃叶酸片，主要是考虑调节高血压患者体内的 Hcy 含量，因为高 Hcy 患者罹患脑梗死的风险要明显大于 Hcy 正常值的高血压患者。

○ 聊一聊 ○

　　欧美国家已经出台了叶酸强化食品，也就是说将叶酸成分强化到日常的饮食当中去。而我国没有类似政策，因此，我们需要额外补充。考虑到我国高血压患者人数众多，且一大半高血压患者都存在 Hcy 偏高，因此，也就会发现很多高血压患者在吃叶酸片，但其实叶酸片的功效并不在血压调节上。

这种"禁药"很多人在吃！

> 真正的才智是刚毅的志向，不用在乎流言蜚语。

世界上奥运情结最突出的国家应该就是咱们中国了。

四年一个轮回，每当五环旗冉冉升起，每当成群结队的运动健儿驰骋在赛场之上，热爱体育的人们就会血脉喷张，期盼五星红旗迎风飘扬，一起高唱《义勇军进行曲》。小时候的我也是体育爱好者，大学时代还曾代表湖南医学院参加了卫生部在长春举办的大学生篮球赛，所以，我打心底里崇拜这些为国争光的英雄。

经典的比赛让人津津乐道，然而再完美的奥运会上也会出"幺蛾子"，有天灾，更少不了人祸。2016年里约奥运会上，某位澳大利亚的"无知少年"就在拿孙杨的禁药说事儿了，而且言语中充满了挑衅。

消息刚一出，天下哗然。我们的奥运冠军却是底气足，觉悟高，没有跟他一般见识。可我眼瞅着自己的"孩子"受欺负实在坐不住了，遂觉得有写点东西的必要了！

奥运争议事件还原

里约奥运会男子400米自由泳比赛中，我国选手孙杨以0.13秒的微弱劣势屈居亚军，获得冠军的是澳大利亚选手。我想奥运精神就是要超越自我，至于奖牌的颜色不是最重要的，即使亚军一样为国争光。让人匪夷所思的是在新闻发布会上，这位新科冠军居然对孙杨好一阵冷嘲热讽，直言孙杨就是一名服药的骗子！

报道出来之后国人沸腾了，虽然我也多少了解体育界对兴奋剂深恶痛绝，但是眼见这么明目张胆地诋毁还真是大跌眼镜。后来看到一些帖子说：孙杨之前确实犯过事！我的心情反而更加沉闷：孙杨真的吃过禁药？！

这事还得从头说起……

听说孙杨青年时期就被诊断出心肌炎，按理一般人可能就此告别赛场，但是孙杨通过惊人的毅力和坚持继续着自己的体育梦想。据曾经参与孙杨的会诊心内科主任介绍，孙杨一直带病坚持训练，从不偷懒懈怠，而且即便如此也夺得了很多锦标赛奖牌。

2014 年，孙杨因为心肌炎导致的病症加重，我推测可能是心肌炎导致的扩张性心肌病，影响了常规训练，于是队医让他服用一种活性成分为"曲美他嗪"的抗心肌缺血药物。然而，就是这个在临床上、普通大众人群中常用的心血管药物引起了轩然大波，因为曲美他嗪被《运动员治疗药物使用指南》列为了禁药，孙杨也因此被禁赛！

曲美他嗪为什么会被列为禁药？

曲美他嗪是能量代谢药物家族中的一员猛将！临床上常用来辅助治疗心绞痛、心肌梗死和心功能不全等常见心血管疾病。能量代谢类药物，顾名思义就是改善人体细胞层面能量利用、生成过程的一大类药物。由于心脏对能量的需求位于全身器官之首，所以能量代谢类药物已经被常规应用在临床治疗当中。

类似曲美他嗪改善能量代谢药物还有很多，这些药物基本可以提供三大功效：

● 影响心脏的燃料利用　大家都知道汽车的发动需要汽油作为燃料，把人比作汽车的话，心脏就是发动机，燃料则是脂肪酸和葡萄糖。心脏通过能量代谢，将脂肪酸和葡萄糖中的化学能转化为机械能，以保证心脏的正常运转。但是当心肌受损时，葡萄糖的正常代谢严重受阻，而产能相对少的脂肪酸 β 氧化代谢增强，导致心脏没有足够的燃料来支持，继而引发相应的病症。曲美他嗪的作用在于保护和改善心肌细胞在缺氧或缺血情况下的能量代谢，抑制脂肪酸 β 氧化，增强葡萄糖氧化，提高心肌细胞氧利用率和 ATP（腺苷三磷酸，生物体内最直接的能量来源）合成。有研究证实其可使心肌能量储备提高 33%，有效地解决了心脏能量供需失衡，提高了心肌缺血阈值，减缓相应的病症。

● 改善线粒体功能障碍　线粒体是心肌细胞的发电厂，当心肌缺血、缺氧时，发电厂的正常工作流程受到了影响，能量产生不足，就像忽暗忽明的灯泡。能量代谢用药可以保证发电工厂的流水线稳定，保持心肌线粒体的产能，好比给发电厂加了一个马力十足的备用发电机。当原来的工作流程出现故障时，备用发电机也能够保证心肌发电工厂有持续稳定的能源供给。

● 消除氧自由基　氧自由基好比血液循环中的"坏蛋"分子，经常破坏心肌的健康组织和正常功能。心肌缺血时氧自由基明显增多，曲美他嗪则能在一定程度上消除氧自由基，维持心肌的稳定。

由此可见，曲美他嗪是一种不折不扣的心内科常用的能量代谢类药物，孙杨因病服用曲美他嗪自然无可厚非。可是 2014 年 1 月 1 日，世界反兴奋剂中心将其列为禁药，当时给出的解释是：研究显示曲美他嗪可以增加冠脉血流储备，能延迟运动诱发的心肌缺血，可能有加强运动机能的作用。

孙杨和他的团队在例行听证会上对判罚进行反驳，认为自己只是为了治病而吃药。无奈规则就是规则，他最终还是因此而被禁赛三个月。这不得不让人联想到他在 2015 年世锦赛 1500 米决赛前，突然放弃比赛的情形。我想当时孙杨应该是担心自己的心脏出问题，又苦于曲美他嗪已被列入禁药，自己无法通过吃药来防治，无奈之下只好选择退赛了。

对于将曲美他嗪列为禁药，在药理上似乎还是"说得通"，特别是大剂量服用时，确实能在一定程度上提高心肌细胞能量供给、改善心肌缺血，但目前并无临床试验证实其对健康人，特别是专业运动员也有提高心肌能量供应和增加运动耐力的作用。可惜孙杨为了身体健康而"误打误撞"遭了秧。

由"曲美他嗪"联想到"辅酶 Q_{10}"

谈到能量家族，不得不提到能量家族的兄长——"辅酶 Q_{10}"。该药是一种很多心血管疾病患者熟悉的能量代谢用药，曲美他嗪的很多药效辅酶 Q_{10} 也具备。具体来看，辅酶 Q_{10} 是心脏细胞线粒体呼吸链重要组成部分。辅酶 Q_{10} 不但是线粒体发电工厂的发电保证，而且可以有效调节线粒体的氧化应激，进而激活人体细胞能量代谢的营养供给，能在一定程度上增强心肌活力。目前在临床上应用十分广泛，甚至还作为食品添加剂来使用。

庆幸的是辅酶 Q_{10} 还没有列入国际禁药目录，相对其他能量代谢用药也更为安全。不过孙杨的"曲美他嗪"事件为我们敲响了警钟，我们的团队无论如何都要及时关注世界反兴奋剂组织的文件内容更新。

华法林，还可以更多人吃！

> 知足一些，快乐就会多出许多。明天的一切虽然不可知，但沿途，你会遇到许多美丽的风景！

对于广大心血管疾病患者来说，华法林应该是再熟悉不过的一种药了，因此，关于华法林的探讨始终没有停歇过。

前段时间的一条微博再度引起热议，发帖者讨论华法林吃多、吃少、吃好、吃差的问题，短短几个小时引来一大波支招和辟谣的跟帖。其中有条回复内容颇有深意：方才看到大家七嘴八舌发言，场面甚是热闹。私心想吃华法林就像走钢丝，吃多出血，吃少血栓，搞定平衡才是极好的。然而都快两年了，臣妾还是做不到啊！若是有高人指点一二，倒也不负恩泽……

想必留言的朋友肯定是一枚不折不扣的"甄嬛党"，言辞之中满满的宫廷味。不过单就她说的这几点，倒也正中华法林的"要害"。

华法林是比较经典的抗凝药，多用于防治血栓栓塞性疾病。此药口服简单有效，作用时间长，而价格也比较亲民，因而能够在临床上大面积推广。华法林的临床应用时间长达 60 年，但是对比国外动辄超过 60% 的高使用率，我国接受华法林的患者尚不足 5%！

在我国，很多房颤患者都对华法林持怀疑态度，这又是为什么呢？

华法林的治疗窗"很窄"

同样是阻止血栓形成，但是人们容易将华法林与另外一种常用药阿司匹林混淆。阿司匹林主要通过抗血小板聚集来预防血栓形成，而华法林主要是通过抑制"凝血因子"来减少血栓的形成。

华法林有比较明显的缺点——治疗窗很窄。所谓治疗窗，就是要求用药尽可能维持在有效浓度和中毒浓度之间一个最合理的范围，只有这样患者才能够得到有效治疗。而华法林的最大和最低剂量之间的空间比较小，一不注意就可能偏多或偏低。所以，患者总觉得吃华法林有风险，甚至于部分初级医生掌握起来也有些棘手。

"大出血"吓坏了一些人

华法林的不良反应主要是出血。绝大多数患者在服用了超出目标范围的剂量后，可引发出血。常见的有牙龈出血、瘀斑、紫斑和鼻子出血，女性则可能出现经期出血量增多等。当然，即使在规定范围之内，也要警惕任何出血迹象。

上述出血情况与抗血小板药物导致的出血有所不同，后者多为胃肠道出血、眼部出血和血尿等。除外，华法林的其他不良反应还包括恶心、呕吐、腹泻、皮肤变黑、下肢和臂部水肿等情况。

诸多患者因为担心"出血"导致华法林应用不足，实际上这么做可能导致另外一种极端——血栓。

我去基层讲过多次课，在与地方医院的医生们交流时发现，很多医生容易低估抗凝获益而高估出血风险，使得患者得不到充分的抗凝治疗。患者也会因为一些道听途说的理论随意篡改已经确定好的抗凝治疗方案，不能按时按量服药。种种因素导致最终的抗凝治疗率偏低，而这也是我国房颤患者的卒中风险明显高于发达国家的重要原因之一！

所以说，切莫因为出血就放纵了血栓，因噎废食的结局多半更为严重。

华法林到底怎么吃？

　　临床上常用的华法林有 3mg/ 片和 2.5mg/ 片两种规格，考虑到患者个体的差异，医生开出的华法林剂量很多时候不是整片，而是 1/4 片、1/2 片、3/4 片等。由此可见，服用华法林时对剂量要求还是很严苛的！

　　如何确定安全有效剂量？

　　主治医生必须根据患者服药后测定的国际标准化比值(INR)来确定有效剂量，INR 值要保持在适度范围，常规是 2 ~ 3，但老年患者为避免出血风险多控制在 1.8 ~ 2.5，过高过低都不安全。

　　为了确保 INR 的适时监控和稳定，患者最开始服用华法林的时候，要求每周都到医院查 1 次 INR。直到 INR 稳定后，再改为每 1 ~ 2 周或每 4 周，最长可以每 3 个月或每 6 个月查 1 次。如换用不同药厂的药物时，因即使相同剂量的华法林在同一个体上的抗凝效果是不一样的，故也需加强 INR 的监测。

　　华法林也不是每天都要求固定剂量，而是应该根据实际情况及时跟进调整。比如有些患者每周一、三、五是一个剂量，二、四、六则是另外一个剂量；再比如有的患者每周只有 1 天是高剂量，剩下的 6 天都是低剂量。总之，患者要牢记以避免吃错药。

哪些人应该选择华法林？

　　● 房颤患者　一般只推荐给那些容易出现脑血栓的房颤患者。临床研究发现 25% ~ 30% 的脑中风患者皆由房颤引起，因此，中风患者应当及时检查是否存在房颤，确定后再考虑服用。还未出现过中风的患者，如存在以下 2 种以上情况：高血压、糖尿病、心衰、年龄 65 岁以上、女性或已 75 岁以上的老年房颤患者，均应考虑抗凝治疗。

　　● 心梗患者　心梗后容易形成左室心尖血栓，在通过超声心动图确诊后我们多建议服用华法林。

● 肺栓塞患者　特别是长期慢性肺栓塞患者应该尽早服用华法林。

● 下肢静脉血栓患者　除了下肢静脉血栓沉疴旧疾者，骨折或其他疾病不得不长期卧床的患者也建议临时服用华法林。

● 风湿性心脏病、瓣膜病等患者　瓣膜病患者即使成功置换金属瓣膜也要终身吃。

有些患者既有冠心病（装过支架）又有房颤，未来脑血栓风险较高。这样的患者一年之内可联用2～3种药物，即抗血小板又抗凝，我们称其为双联或三联"抗栓"治疗。

服用华法林的注意事项

1. 不同厂家生产的华法林略有差别，不要随意更换。

2. 华法林主要通过对抗维生素K起效，所以，日常生活中要少吃甚至不吃富含维生素K的食物，如猕猴桃、生菜、奶酪、菠菜、韭菜、蛋黄和动物内脏等。

3. 服用华法林不分饭前、饭后，但是要尽可能保证在固定的时间点服药。若在当天忘记服药，可尽快补给。第二天才想起吃药的话，就不要加倍用药了。

4. 长期服用华法林患者需要进行有创性手术治疗时，大多数需要中断抗凝。多在术前4～5日停用华法林，并在医生指导下使用低分子肝素替代治疗。

5. 服用华法林期间，患者的血液尚处于抗凝状态，一旦出现外伤血液不容易凝固，所以要格外注意不要磕磕碰碰。

6. 很多患者在吃华法林的同时也要吃其他药，药物之间难免相互影响，所以，加减新药和更改原有药物剂量时，要及时跟主治医生汇报用药细节并加强监测。

老年人"用药安全"是个大问题！

　　人生的奔跑，不在于瞬间的爆发，而取决于途中的坚持。很多时候，成功就是再坚持一分钟。

　　岁月流逝，带走的不仅仅是青春，还有健康健全的体魄。曾经轻微的感冒咳嗽，喝几碗凉白开，再不济冲一杯板蓝根也很快就生龙活虎。诸如心血管疾病、糖尿病、肾功能不全、胃肠功能障碍、神经系统衰弱、骨质疏松等各种慢性病，在老年人圈子特别普遍，有些人可以说是"身兼数病"。

　　单就心血管疾病这一种，都足以分门别类，如调血脂、调血糖、调血压、抗心律失常、抗血小板、抗凝等等。如何保证老年患者在治疗过程中尽可能少地出现不良反应，以及最大程度发挥药物功效，这是心血管疾病患者用药安全方面非常严肃的话题。

　　我的门诊患者中老年人群占比很大，而我目前负责的病房，住院患者的平均年龄为94岁。但是我发现很多人对老年人用药的特点和初衷不甚了解，昨天查房时一位新入院的95岁的老年患者，其服用的各种药片竟多达一百多片，令大家唏嘘不已。

老年人的心血管系统有何特点？

　　谈到老年人用药，就不得不先说老年人群的心血管系统的特点。简单地说，老年人的心肌、心脏传导和血管本身都有不小的变化，较之年轻人不那么灵活和好用了。

●心肌失去弹性和韧劲 随着年龄的增大，人的心肌细胞逐渐纤维化，心肌细胞中的脂褐素沉积也越来越多，心脏内膜增厚，心脏外膜脂肪增多。大家可以不必记得这么专业，只需要明确心脏不再像年轻时候那么灵巧有弹性了，收缩舒张时的力度也下降了。就像原本很有弹性的皮球浸了水、漏了气，再往地上拍的时候就无法弹得像当初一样高了。

该变化的直接结果就是心输出量下降了。一般而言，成年人30岁心输出量为每分钟3.4L，而超过60岁则减至每分钟3.0L，80岁的人每分钟心输出量就只有2.5L了。心输出量减少也就意味着新陈代谢变慢，吃到体内的药物消化吸收得慢了，代谢排出也减慢。表现出来就是少数人可能需要超出常规的剂量才能起效。而有些老人对于那些一天2～3次的药物可能仅需要1次或减少剂量才能既有效又安全。

●心脏传导效率越来越低 我们的心脏一直是按照特定的频率时刻不停地跳动，过快过慢都不行。正常的心脏跳动是在窦房结发起的，就像开关按钮通上电一样。人老了之后，窦房结由于脂肪沉积、胶原纤维增多甚至钙化，不再像年轻时那么灵敏或者说发送电波没那么迅捷了，这也就意味着心脏波动频率会在一定程度上失准，并直接导致心功能下降，降低心血管系统的稳定性。

●血管老化和动脉粥样硬化 人体的血管也像面部皮肤一样，随着岁月流逝会越来越老旧，原来水嫩柔软富有弹性，到最后也会变得粗糙老化失去弹性。与此同时，血管里的一些脂肪粒和杂质等也会逐渐沉积到内膜上，久而久之就形成了管腔狭窄，阻碍血流的正常流动。例如，人在20多岁时，血液总循环时间为（47.80±2.67）秒；到60～70岁时延长为（58.50±3.70）秒；到80岁时则可增至（65.30±3.24）秒。血流减慢好比机器燃油不够，不能开足马力，效率自然低下。

心血管系统的上述改变，最终导致心脏对机体缺氧、高碳酸和儿茶酚胺等刺激的反应性下降，而当心血管病患者服用某些药物，如β受体阻滞剂、亚硝酸盐类扩张血管药、降压药和利尿剂等，药物作用没有那么明显的同时还有可能引起体位性低血压。

老年人常用的治疗心血管疾病药物

● 降压药　理想的降压药应当具备降压效果好、不产生耐药性、不良反应少、便宜、方便等特点。临床上我一般会给老年高血压患者推荐噻嗪类利尿药，如"双氢克尿噻"，以及钙通道阻滞剂，如各种"地平"，并且要从小量开始，直到用药数周或数月后血压逐渐平稳地降低。即使疗效不明显，也要逐步加大药量或换药。

需要指明的是，噻嗪类利尿药相对容易出现低钠血症，低钠血症并影响患者的精神状态，个别患者确实在用药后出现虚脱，应定期检查血钠、钾、镁等电解质水平；钙通道阻滞剂可导致下肢浮肿、心悸、低血压，所以应用时可以先从半量起步，最好选择长效制剂并及时监测；β 受体阻滞剂具有心脏抑制性，所以一般不与非二氢吡啶类钙通道阻滞剂合用，与其他的药物合用时也要加强监测；肾功能减退的老年患者应用血管紧张素转换酶抑制剂与血管紧张素受体拮抗剂时，要着重留意肾功能与血钾。

● 抗心律失常药　首先要明确患者的心律失常特点，如果是急性心衰或慢性心衰急性发作导致频发或联发室性早搏，则不推荐给予抗心律失常，而是先抗心衰治疗。再者患者若有低钾血症，应补钾、补镁，一般不选用抗心律失常药物。

老年人常用的抗心律失常药主要有胺碘酮和地高辛，但机体对此类药较为敏感，且易出现甲状腺功能异常、心动过缓等各种不良反应，所以剂量选择需慎之又慎并要加强随访及监测。一般掌握在年轻人剂量的 3/4 至 1/2，并适当延长给药的时间间隔。当发现肺间质纤维化、甲亢时就不宜再使用胺碘酮了。

由于老年个体存在差异，特别是当患者本身还伴有心衰时，即可以导致生物利用度随之降低，也可发生代谢排出减慢，此时需要通过监测血药浓度来调整用药。值得一提的是，普罗帕酮也是抗心律失常常用药，但是考虑到能增加严重器质性心脏病，如心肌梗死、心肌病、心力衰竭患者的远期死亡率，故在老年人群中需谨慎使用。

● 抗凝药和调脂药　抗凝药中首屈一指的就是华法林。用药需从小剂量开始，逐渐缓慢地增加剂量。之前我讲过华法林多了少了都不行，所以需要适时监测凝血功能。另外要注意，临床上多种药物均可影响华法林的药效。其中能够增强华法林作用的包括阿司匹林、水杨酸钠、甲硝唑、氨基糖苷类抗生素和红霉素等；减弱华法林药效的有苯妥英钠、口服避孕药、巴比妥、雌激素、利福平、维生素K和螺内酯等。所以，患者要及时跟医生讲清楚自己日常服药的情况，以便及时调整用药的种类和数量。

他汀类药物是老年心血管疾病患者调脂治疗的基石，疗效确切且不良反应少。但是很多人容易犯贪多求快的误区，实际上一般不赞成老年人使用过大剂量的他汀类药物。即使常规剂量的他汀类药物治疗后胆固醇仍不能达标，一般是考虑加用胆固醇吸收抑制剂等药而不是一味加大剂量。

● 抗血小板药　老年心血管疾病患者较常应用的药还有阿司匹林和氯吡格雷。但是考虑到老年人造血功能减退，用药前后均需检查凝血功能和血小板数量，密切监测出血倾向。特别是高血压患者，需在血压控制正常后再使用抗血小板药物，以免增加颅内出血的风险。

门诊上很多老年患者会有用药后胃肠道反应，主要是人老后胃肠功能减退所致，如无特殊情况一般不建议立即停药，可考虑联用抑酸剂和胃肠保护剂。

除外，老年人也经常要面对肾功能的一些问题。人步入老年之后，肾脏会发生增龄性改变，肾小球滤过率逐步下降，特别是70岁以后下降速度会增加到每年1.05ml/min，这意味着肾功能逐渐衰弱；再者，人到四十岁以后，肌酐清除率也在逐年降低，每增加10岁肌酐清除率下降1%。

综上所述，年龄大了之后肾脏就不那么健康了，所以，用药还需密切观察可能存在"肾毒性"药物的剂量和种类。

◦ 聊一聊 ◦

　　不可否认我国已进入老龄化社会，老年人成为医疗和健康关注的重要人群。然而老年人生理功能衰退，常有一人多病、多药共用的情况。为了确保安全，老年人在选药、剂量、疗程、给药方式、用药依从性等方面都应给予特别关注。

　　除了上述我讲的这几个方面，老年患者及家属还需铭记买药要去正规医院和药房；谨遵医嘱服药，切忌随意停药和调整剂量，尽量别漏服重服；有些老年患者的情况比较特殊，需要按时到医院监测，不能因为麻烦就少去，甚至不去。

　　老年人理应得到家庭和全社会的关注，因为他们把最好的时光都奉献出去了。所以，社会上也越来越多关注老人的公益活动，这是值得欣慰的。但是要提醒大家时刻警醒那些打着敬老爱老旗号大肆推销保健药的不良商家，更不要道听途说以身试用未经验证的秘方、偏方。至于林林总总的补药和补品，都不如规律有度、营养均衡的食补，而家人更多的陪伴及关爱也是让老人健康长寿的重要的秘诀。

硝酸甘油、利尿剂，谨慎着吃

> 每天都是一个新起点，每天都有一点小进步，每天都会有收获！

从小好动的我出生在酒泉卫星发射中心，由于父母当时都在部队医院工作，便经常到医院周围玩耍，对福尔马林和来苏等味道习以为常。话说我那时候的身体素质杠杠的，很难体会到药丸在口中难以下咽的滋味。

不过小女孩的童年是经不起玩笑和吓唬的。有一次母亲突发高烧，经久不愈，到多家医院检查仍原因不明。无奈之下只好给予大量激素治疗，烧是退了，但出现了各种激素的不良反应。记得当时母亲脸色苍白，全身浮肿……从此我对药产生了莫名的恐惧。

因为陌生，所以更想亲近；因为遥远，所以更想追寻。母亲的痛楚让我急切地要了解人体的奥秘和药物的玄妙，甚至于亲手为自己针灸！后来我念了正统的医学院，并在硕士、博士研究生阶段攻读心血管药理学。知识的积累丰富了自己的世界观，如今再看那个曾给母亲和我带来痛楚的药其实并没有那么恐怖。

药，是人们在经历痛苦之后反复总结和浓缩出来的精华。人应当跟药做朋友，而且只有加深印象充分了解，才能使英雄有用武之地，挥之即来还不会帮倒忙。工作后我专门从事心血管临床药物研究，发现很多人的用药理念、习惯和方法存在问题，不乏因用药不当导致病情加重，甚至死亡的案例。

硝酸甘油篇

最能代表科学奖项权威性的当属"诺贝尔奖"，而诺贝尔本人最大的贡献就是发明了炸药——主要成分是"硝酸甘油"。后来几位异想天开的专家发现硝酸甘油能够防治冠心病和心绞痛，几经筹谋后"一代炸药"完美逆转为"救命药"。

硝酸甘油的主要功效是扩张冠状动脉和静脉血管，降低心肌耗氧量的同时增加心肌供血，因而能够止痛、减轻胸闷。但是用药不当也可能产生低血压、晕厥，甚至更严重的后果。下面介绍几种硝酸甘油的常见用药误区。

● 站着或躺着吃药　硝酸甘油的扩张血管作用使得静脉容量增加，如果患者此时站立，受重力作用驱使，大量血液囤积于下肢，容易造成脑部血流不足而引发体位性低血压。躺着吃药可使回心血量增加，加重心脏负荷，影响药效。因此，心衰患者最好是坐着或半卧位服药，服药后记得保持原有姿势 15 分钟。

● 以水送服　舌下含化硝酸甘油是"王道"，即使含化时产生不舒服的烧灼感，也坚决不允许以水送服。因为硝酸甘油一旦吞进肚子，就会被肝脏降解，最后只剩下不到 10% 的有效成分，疗效会大打折扣！理论上舌下含服 3 分钟即可见效，5 分钟达到效应高峰！必要时可每隔 5 分钟服用 1 片，连服 3 片仍不见效要尽快就医。

● 是药就得"慎"着吃　很多人秉承"是药三分毒"的理念，坚持"能不用就不用"，其实这是非常不全面的。以心绞痛为例，患者每次发作都有可能引起更严重的心脏意外，因此，每次心绞痛时都应立即服用。多年临床实践表明，硝酸甘油可以同一天内多次应用。当然有些人为了减少麻烦，可以在医生指导下选用长效或中长效硝酸甘油相关产品。

● 硝酸甘油贴身放　不少人会将其随身携带，以备不时之需。但是硝酸甘油挥发性较强，需要放置在棕色的毛玻璃瓶内，且要密闭、避光并减少开盖次数。日常在家中可能稍好一些，特别是那些需要外出的朋友，切忌存放在贴身的衣兜里，以免体温影响药效。另外，要密切观察药物的有效期，失效的硝酸甘油坚决不能服用。

● 忽视不良反应和乱用药　硝酸甘油既有紧急治疗的功效，也能用于一些特定情况下的预防，比如心绞痛患者受到强烈刺激或过于疲惫，即使未发病也可舌下含服予以预防。

当然，再好的药也难免会有不良反应，大家既不能讳疾忌药，也不能全然不顾。诸如体位性低血压、颅压升高、眼压升高等不良反应要重视，所以，青光眼和脑出血的患者要慎用。另外，主动脉瓣严重狭窄、肥厚梗阻性心肌病、右室下壁心肌梗塞的患者禁用。特别是有严重低血压、心动过速或过缓、严重贫血和对硝酸甘油过敏的患者不可服用。

利尿剂篇

利尿剂的直接作用就是利尿，引起排尿次数和量增加，可以产生脱水、降血压的作用。几十年来大规模临床研究已明确利尿剂在降压治疗中的地位，尤其对老年人和肥胖的高血压患者疗效更为显著。

利尿剂种类很多，各自利尿的原理和作用部位也不尽相同。只有充分了解利尿剂的特点，才能够达到事半功倍的疗效。总的来说利尿剂应当从小剂量开始服用，定期检测电解质，选择复方制剂的时候还要注意血糖、血脂和血尿酸的变化。

● 多喝水不能代替利尿剂　有些人盯住利尿剂利尿的特点，认为只要多排尿就可以降压，所以多喝水增加尿量。很明显这种做法是不正确的。利尿剂的降压机制除了利尿，还有一点非常重要，也就是利钠。通过抑制肾小管对钠离子和水的再吸收而减少血容量，使心输出量降低而降压。单纯一次性多喝水，反倒使更多的水迅速进入血液而升高血压，严重时或可引发水中毒。

● 利尿的同时注意补钾　大部分利尿剂利尿的同时，也会引起钾丢失。低钾血症容易导致心律不齐，严重者甚至发生阵发性房性或室性心动过速，因此，医生一般会给患者直接开具保钾利尿剂或增加钾补充剂。除外，饮食上也应多加注意，平时多吃一些富含钾的食物，如菌类、紫菜、银耳、黄豆和桂圆等。

● 不是谁都可以服用利尿剂　一般来说，腹泻患者不建议服用利尿剂。腹泻本身已经丢失了大量体液、血液黏稠度升高，此时再利尿会进一步加剧血液浓缩，容易形成血栓；另外，考虑到利尿剂可能引起尿潴留或尿失禁，因而前列腺肥大和子宫脱垂的患者还是要谨慎一些，以免导致旧疾复发；过敏体质的患者选择利尿剂时要注意其成分；肾功能不全的患者不宜长时间服用大剂量利尿剂，以免加剧肾功能的恶化。

● 利尿剂有严格的时间要求　比如夜晚睡觉之前就不宜服用利尿剂。一方面，睡眠状态中血液流动缓慢，利尿过度反而使血液黏稠度增高；另一方面，晚上利尿会增加起夜的频次，影响睡眠质量。

○ 聊一聊 ○

　　清明节没有机会在京扫墓踏青，正好赶上美国芝加哥心脏病学年会。相隔万里，时差让人睡不着。晚饭后结伴去了当地的一所药店，同行者看到了货架上包装精美的钙片便滔滔不绝地讲解，特别是针对草酸钙的正确用法跟大家辩论起来。有说饭前吃的，有说饭后吃的，还有说无所谓的。后来还是依靠说明书来主持公道：宜饭后即食。空腹吃，容易导致钙的不吸收及胃部不适等！

　　合理用药的问题是个大问题！一年多前国家食品药品监管总局发布公告，声称国人存在严重的用药安全误区——每年有近250万人因吃错药损害健康，导致死亡的人数超过了20万！

　　触"数"惊心！要从根本上杜绝用药误区并非易事，因为几乎所有成年人都有过自我药疗的经历或习惯，门诊上我也经常询问这方面的问题，发现将近1/3的患者在自我药疗时出现过失误，特别是偏远地区的农民群体和一些民工兄弟，条件所限导致他们的安全意识也偏低。

古语说：药犹兵也。无病而服药，犹不乱而设兵也。药，是我们对抗疾病最有效的法宝。然而病从口入，苦尽甘却不一定来。只有选对药、吃准药，才有可能实现良药苦口利于病的效果和真正意义上的药到病除。

输液疏通血管，不是你想输就能输

> 欣赏自己，才能让自己变得大度豁达起来。看得开，方能想得远。

在我看来，无论科技是如何飞速地发展，人体仍是世界上最绝妙的机器，而且每一台都独一无二。任何人自打呱呱落地开始，身体内的各个部件就开始运转，而且一工作就是几十年。在这台复杂的机器里，有无数条顺长的管道时时刻刻都在运输营养、排除杂物。试想哪一天管道堵塞或生锈了，这台机器也就无法灵活工作了。

这个庞大的运输网就是血管，而科学证明，血管自人体降生后一直到离世前都在缓慢地衰老，所以，人们想尽一切方式来维持血管的弹性并尽量使其畅通无阻。然而有些方法并未得到临床证实，更多的是道听途说甚至以讹传讹。比如说直到现在依旧非常流行的"输液疏通血管"和"食疗疏通血管"。

这两种方法真的有效吗？！

输液不是你想输就能输

有时候出门诊，经常会碰到一些来了直接给我开条件的患者。也不乏满腹经纶之人，上来先给我一通指导。

比如来门诊找我的张大爷，刚一坐下就主动推荐了他信以为真的偏方，提出来要我给他配点液体打一打。我问他是否有什么难受的症状，他说自己没病只是在防病，因为血液"厚"了，打点液体调稀一下。后来又跟我说他常年高血脂、高血糖的老哥们都通过打液体疏通血管，自己翻阅的医疗保健刊物中，亦有很多专家支持这种做法，所以自己为了预防心脑血管疾病也来试一下。

然而我当场否决了张大爷的这种想法，并告诉他输液不是随便就能输的。

首先，血液系统本身是非常复杂的，不像锅碗瓢盆粘了油污那么简单。不可能因为几次简便的输液，就打破原来血管系统自身的代谢方式和程序。也就是说，即使血管里存在"油污"，也不建议随便输液。

其次，大家要明白血液里"油污"的形成原理。患者因为各种原因导致高血脂，在一系列相互作用下血管内形成粥样硬化斑块并聚集，这些含有胆固醇、类脂肪的聚集物越来越多地沉积在内膜上，直到形成斑块和血栓。由于这是一个长期量变到质变的过程，所以，基本可以理解成斑块"长"在了内膜上，而非"粘"在了内膜上。也正因如此，单纯通过输液的方式基本不可能"熔化"内膜上的斑块，甚至说对血液内的脂质聚集物也没有明确的消解作用。

输液输的大都是活血化瘀和扩张血管的药物，所以短时间内会有明显好转的作用。但是由于治标不治本，疗效维持的时间都不确定。也正是因为这些仅仅是"民间传说"，所以《中国脑血管病防治指南》没有把"输液清洗血管"列入常规心脑血管疾病防治方法。

医学讲究对因治疗，不能人云亦云。尤其是输液药物，更要明确症状和病因后慎重处理。现在之所以输液这么流行，特别是在基层和农村，更多是大家迷信和自我安慰使然，再者，监管不力也侧面纵容了这种不合理的现象。

最后调侃一下，如若几瓶液体就能治好困扰多年的冠脉粥样硬化和脑血栓，人们也就无须花好几万做支架了。我也就不用花一年多的时间筹备《别让你的血管比你老》，而这里面洋洋洒洒十几万字也只是涉及了血压、血脂和血糖等最常见的部分，还有更多亟待解决的病症需要解析和证实。真要血管保持年轻可不简单啊！

这个"通血管秘方"真的那么神奇吗？

有一个在微信圈里广被传阅的秘方：某人出国参加研讨会，会议期间突然感到胸口剧痛，检查发现3条心血管已被血栓严重堵塞。正当要准备手术，当地的一位土医生开了个食疗方子。患者照此服用了一个月，再检查时发现3条血管干干净净，原来堵塞的地方畅通无阻！

我本来以为这是个玩笑，因为心脏的供血就靠这三条主要的血管，如果都严重堵塞，那他应该非死即残了。后来发现有很多人转发，甚至跟帖称"我也用了，效果不错"。于是赶紧打开这方子：把生姜、大蒜和柠檬混合榨成汁，然后再与苹果醋混在一起，小火煮半小时，冷却后加蜂蜜调成粥状，装瓶放置于冰箱保存。每天早饭前空腹服用一汤匙，有血栓的可以疏通血管，没有的还可以预防高血压、感冒！

起初我嗤之以鼻，因为关于血栓的形成已经讲过多遍，别说这秘方，就是直接把姜蒜和柠檬汁拿来泡血管，时间再长也泡不下来，况且还要先喝到胃里，经过胃液的消化，除了一点营养成分，怕是再也剩不下什么了。我自认为学术态度非常严谨，看到这么直白的广而告之，难道还有什么神奇的部分被我无意忽略了？后来我转给了营养科的同仁，她也说没那么邪乎，也就是普通的食疗方子而已。

营养科的朋友就事论事，说生姜里含有姜辣素，吸收后有助清除人体内的自由基，进而抑制体内过氧化脂质的产生；大蒜的有效成分是大蒜素，在一定程度上可以降血脂、预防冠心病和动脉硬化的作用；柠檬则具有保护血管的作用，特别是能够缓解血液凝固，这对高血压和心梗患者都有一些辅助食疗作用。

乍一听似乎都对路子，但是这个秘方本质上还只是个食疗方，据此代替正规治疗不可取，甚至还会因此耽误病情。如果想服用，也应该先咨询医生，根据自己的体质进行选择，盲目进补难免节外生枝。毕竟生姜、大蒜和柠檬都是有一定刺激性的食物，而且又加醋又加蜜的，对于胃肠功能低下和糖尿病等患者来说有点火上浇油。

○ 聊一聊 ○

　　心血管疾病患者，还是要少吃盐和富含糖分的食物，比如各种咸菜和糕点。要多吃富含钾、镁、维生素的果蔬，如西红柿、桃子、大枣、豆芽等。可见无论输液还是食疗，其科学性都未得到明确证实。可能某一小部分人确实症状有所好转，但终究不具备普遍性且不除外存在安慰剂效应，而非真正治疗了其隐藏的疾病。

　　我们常说医学讲究经验，但更讲究科学。所以推广一种治疗手段或某种药物，需要经历无数次大规模临床试验，只有确保其疗效和尽可能少的不良反应的前提下，才会真正应用到临床。

　　人人都想治未病、小钱治大病，这个无可厚非，但是万变不离其宗——相信科学，只有科学才是真理。

吃二甲双胍减肥，效果因人而异

> 人要学会克制，用冷静浇灭心头火，试着找出建设性的方法解决问题，用宽容对待伤害。

理论上只要下定决心科学减肥，即使是胖子中的胖子也都会瘦下来。只不过比起节食减肥、运动减肥、抽脂减肥等各种方式，更多的人愿意选择不受折磨苦楚的办法，比如药物减肥。

讲到这个热点话题我还蛮有兴趣，因为也恰好发生在我身边。

我有一个非常要好的闺蜜，她不仅有天使的面庞，还有魔鬼的身材。然而为了追求更加苗条的体型，在一次聚会的时候咨询我如何减肥，并且着重提到了一种糖尿病患者的常用药——二甲双胍。记得当时我一口回绝，因为该药是降糖药，不能用来减肥。可是后来我又遇到越来越多的熟人和患者家属，都持有类似的观点或疑问，于是我就甘愿当了一把"试药人"，结果吃完二甲双胍后，体重确实减轻了！

虽然我的身体力行成果喜人，却也始终保持着理性的心态，为此还搜集了很多有关于此的资料和试验数据。应该说我们首先要肯定"二甲双胍"的减重作用，但是单纯靠药物减肥并不全面，仍需配合运动和改善饮食多管齐下。

走进二甲双胍

之所以一直敦促大家要减肥，是因为研究证实体重下降越多，血压改善越明显。体重下降5%可使收缩压和舒张压分别下降3mmHg和2mmHg。我个人比较崇尚通过改善生活方式减低体重，但是对于生活方式干预无效的肥胖相关性高血压患者，也是可以考虑使用减肥药物。

其实二甲双胍是一个老药，其临床应用经历了一些波折，且一度因为同类药物的严重不良反应（乳酸酸中毒）被迫下架，后因1998年在顶尖医学杂志上公布的一项随访20年的糖尿病研究得以重出江湖。

大多数2型糖尿病患者体重超标，这不仅影响糖尿病的预后，也是心血管疾病的高危因素，然而很多治疗糖尿病的药物有一个不可忽视的缺点——增加患者体重，以至于顾此失彼。但是使用二甲双胍治疗糖尿病患者时，其体重非但不会增加，甚至可能降低。因此，大家非常认可二甲双胍，并将其应用于超重或肥胖的2型糖尿病患者。

如今越来越多的研究发现，二甲双胍不仅能够治疗2型糖尿病，还可以减肥、改善内皮功能及降低血压、改善非酒精性肝病和多囊卵巢综合征、抑制肿瘤、调节肠道菌群等好处。

现在我们再看二甲双胍说明书上的适应证时，第一条就写着："本品首选用于单纯饮食控制及体育锻炼治疗无效的2型糖尿病，特别是肥胖的2型糖尿病。"

糖尿病预防研究的新发现—减重

对于疾病来说，预防永远排在治疗的前面，所以能否通过药物来预防"糖耐量受损人群糖尿病"的发生成了后来的研究热点。相关的糖尿病预防项目研究显示，接受二甲双胍治疗的糖耐量受损的患者，不仅能够减少糖尿病的发生，还能减轻体重且效果可以维持10年以上。自此研究公诸于世后，二甲双胍便被频繁应用于超重和肥胖人群，国内亦有越来越多的爱美人群跃跃欲试。

后续一些研究再度证实高血压患者、没有糖尿病的中重度肥胖的孕妇人群使用二甲双胍，同样发现了其减重和控制体重的效果。对于血糖正常的普通肥胖人群，也有小样本的研究显示二甲双胍可以减轻体重，但1/5的人并没有明显的减重效果。

综合目前的研究数据来看，对于糖尿病、糖尿病前期、普通肥胖人群，二甲双胍的确有一定的减重作用。

二甲双胍并非减肥利器

看到这可能很多想瘦成闪电的女性朋友们就兴奋了，快到我的碗里来！

事实上，早年美国 FDA 批准的用于治疗肥胖的药物仅有一种，直到 2012 年才有新的减肥药获批上市。2014 年，另一个治疗糖尿病的药物利拉鲁肽，被批准用于治疗肥胖，但其价格昂贵、需注射，未能在国内广泛应用。倒是因为减重作用相对较弱而未被 FDA 考虑（作为治疗肥胖的药物使用）的二甲双胍，由于其各种附加好处，且价格便宜、不良反应少，反而在国内受到减重人士的热捧。

很多想要追求更好身材的人体重并不十分高，但是他们会想："我又不是肥胖，只是追求更为轻盈的体重，那减重效果弱一些的二甲双胍不是正合适么？"我想这种想法大概也正是近年来二甲双胍流行的重要原因。

虽然二甲双胍用于糖尿病的治疗和预防安全性很好，但是偶尔也会出现如恶心、腹痛、腹泻等不良反应。尤其是服药后又不小心喝了酒时，还非常容易导致乳酸酸中毒。同时，二甲双胍也可能与其他药物（如阿司匹林）发生相互作用；长期服用二甲双胍还可能导致贫血、维生素 B_{12} 缺乏、增加肝脏负担……所以看了这些之后，你还打算长期用二甲双胍减肥么？

改变生活方式是王道

之所以很多人都考虑使用二甲双胍减肥，其实还是想找到一个不用费力的捷径。但是得失总是相伴而行，临床上药物的使用需要全面衡量风险和获益。

二甲双胍虽然对正常人无明显降血糖作用，不良反应较轻，但也存在一定的风险。比如当需要进行放射性检查或治疗而使用静脉注射碘化造影剂时，服用者就有可能导致急性肾功能改变。所以说，大多数情况下冒着不良反应的风险来减肥并不可取。

对于超重和肥胖的人群，改变饮食结构和加强身体锻炼仍是首选。只有那些重度肥胖患者，考虑到因为短期内仅通过生活方式干预难以达到减重目标，为了尽快减少肥胖带来的严重后果，才会采取药物甚至手术的措施。对于只是超重及体重正常却觉得身材不够好的人来说，使用药物不是很划算，积极的体育锻炼才是塑形的关键。

○ 聊一聊 ○

　　我在控制饮食、保持运动的基础上，尝试在午饭和晚饭后，特别是禁不住美食诱惑多进食后服用 1 ~ 2 片（0.5 ~ 1.0g）二甲双胍，几个月下来也确实减掉了春节期间增加的几公斤体重，且因劳累和体重增加而升高的血压也恢复至了正常水平（＜120/80mmHg）。

　　我儿子非常喜欢体育运动，因为不小心伤及了双膝半月板及韧带而入院治疗。他胃口很好，代谢也足够顺畅，所以每次术后静养都会增加 10 余公斤的体重。可谓是"辛辛苦苦练三年，几口蛋糕解放前"。近期又进行了一次韧带及半月板修复术，为了减少体重对膝关节的影响，我也让他试着服用了几天二甲双胍，结果却并不如意，即出现了腹泻等胃肠紊乱问题，又因服药后更容易饥饿而致进食增多，体重反而还涨了约 3 公斤！

　　可见同样是吃药，效果也是因人而异的。

吃药不当引起的高血压

看着很容易的事情，真正做起来往往是不容易的。除了一定的天分之外，后天的努力更重要。

病例四则

1. 刘先生多年来一直有高血压，因为按时服药，所以血压控制得比较不错。前段时间患了气管炎，买了复方甘草合剂喝。期间虽遵医嘱吃降压药，但是血压突然波动得厉害，于是到医院去看医生。经过检查发现是镇咳药与降压药有所"冲撞"，导致了血压的波动。刘先生换药之后，血压也有了好转。

2. 张女士结婚后一直忙于事业，暂不考虑生宝宝，因而采取口服避孕药避孕。过往没有任何异常，但最近1个月张女士经常出现头痛、心悸。到医院检查后，医生确定症状由低血钾和高血压（高压一度超过165mmHg）引起。最终，医生建议她补充钾盐并停用口服避孕药，1个月后张女士痊愈。

3. 王先生长期应用降压药降压，一直比较平稳。前段时间因老慢支发作，于是买了氨茶碱片缓解症状。没想到的是喘息日渐轻微，血压却越来越高。后来去医院检查，医生告之是氨茶碱导致的血压升高。在调整用药品类和剂量后，王先生的血压有了明显降低。

4. 赵先生平时喜欢运动，上周打高尔夫球时不慎扭伤了脚踝。肿胀引起了剧烈疼痛，赵先生就自行服用止痛药。一连吃了数天后出现头晕、胸闷，于是到医院检查，后确诊上述症状系血压激增引起。归根结底是止痛药服用不当导致了急性肾病综合征——蛋白尿、肾脏功能减退、血压急剧升高。

上述四种高血压即被划归为"药源性高血压"，是指因为药物不良反应和联合用药的相互作用、用药不当引起的高血压。这种情况在临床上并不少见，患者因为血压偏高出现头痛、头晕、心悸、失眠、乏力等症状。如果能够及时就诊，一般停药后能在短时间内复原。

当然也有比较严重的情况，患者疏于血压管理后出现诸如高血压脑病、脑血管病和肾功能不全等并发症。因此，充分认识和积极防治药源性高血压是十分必要的。

哪些药物可能导致高血压？

高血压的发生发展与人体的内分泌机制关系紧密，因此，影响这些机制正常运转的药物都可能导致血压升高。常见的导致药源性高血压的药物主要有以下几类：①解热镇痛类药物，如布洛芬；②口服避孕药；③激素类药物，如氢化可的松、地塞米松；④拟肾上腺素类药物，如伪麻黄碱、麦角胺；⑤含有甘草成分的中成药。⑥一些抗肿瘤药（尤其是抑制肿瘤血管生成的靶向药物）、器官移植用的免疫抑制剂（如环孢素 A、他克莫司）、抗抑郁药、促红细胞生成素、麻醉药等也可能引起血压升高。

另外，当人体内因为钠离子浓度过高引发钠水潴留时，也有可能导致高血压。所以说，含钠高的药物长期应用时，也要注意"保钾排钠"。再者，有些药物自身不会对血压产生影响，但是与其他药物相互作用时，就有可能导致高血压。

药源性高血压青睐哪类人？

尽管导致血压升高的药物有多种，但并不是所有服用药物的人都会出现血压升高。一般而言，高龄、女性、肥胖、有高血压家族史、患有糖尿病或肾病者等比较"敏感",相对容易因为药物的使用不当引起血压升高。

特别是"一体多病"的老年患者,如心血管疾病、糖尿病和骨质疏松等,大都要服用多种药物。但是由于血压调节能力下降,对药物间的相互作用"应接不暇",就容易产生药源性高血压。老年药源性高血压患者值得关注!在这一部分人群中,近 80% 的患者存在原发性高血压。因此,当血压发生波动时,患者最先考虑为除药物之外的其他因素。此外,他们也更容易发生药源性高血压,且症状往往更为严重,甚至出现高血压危象。

值得一提的是,对于已有高血压并正在接受治疗的患者,服用前文所述可能升高血压的药物,也可能会影响原有血压的控制。如果突然停用降压药,如 β 受体阻滞剂、血管紧张素转换酶抑制剂、利尿剂等,一样可以导致血压突然升高。

远离药源性高血压可能吗?

药源性高血压的发生,某种角度上也是机体对于复杂情况适应不足、处理不周的结果,因而,如何提高机体的应变能力就显得非常重要。通过健康的方式,如合理膳食、增加运动、控制体重、戒烟限酒、保持心态平衡,可以在一定程度上帮助身体处于一个更健康的状态,以便更好地调节血压,减轻药物对血压的影响。

当然,更关键的还在于谨慎应用可能升高血压的药物。日常服药时,要仔细阅读药品说明书。除非有医嘱,否则应尽量避免长期、高剂量使用一些非处方药。患者就医时要积极配合医生,主动告知高血压病史和家族史,充分说明目前的服药情况,包括用药品类、时间和用量,以便医生充分评估。

一旦确诊出现了高血压的常见症状,就要及时采取措施。一般我会建议患者立即停用正在服用的药物,有并发症的要积极治疗并发症,以及基础疾病的核查。而后根据药物间相互作用及高血压的缓急,选择合适的药物替代治疗。假如是因为"撤药"导致了血压波动,那么就要恢复原来的用药。

Chapter 8

医学新技术

让血液通畅无阻

我的支架都成功了，居然还会胸痛！

有时候乌云遮蔽月光，有时候雨水浸湿脚印，偶尔会在斑马线前调整呼吸，但不要停止前行的步伐。

现代医学的发展，很重要的一点就是医疗器械的进步。以往需要"大刀阔斧"，现在一个微创手术完事后可能只留下几个针眼而已。虽然我的专长是药物研究，但是不得不承认冠脉介入（PCI）的出现将心血管疾病的治疗推到了一个新的高度。

PCI技术分为多种，有球囊、旋磨术，还有最为大家熟悉的支架。所谓"人红是非多"，支架为广大患者解除病痛之时也惹来诸多非议。不过在我看来很多指责都是片面之词，而且任由这些不实消息在坊间传播，除了拉仇恨好像也没有别的好处。

今天要探讨的问题仍然跟支架有关，就是支架后胸痛。

人的冠状动脉内径平均只有3毫米左右，支架治疗就是针对这狭窄之地进行的，所以也常常被比喻成"针尖上跳舞"，不过临床上仍有部分患者在支架后发生"胸痛"而重回医院求诊。

支架后胸痛是较为常见的术后不良反应。一般来说我们会将其分为两类：缺血性胸痛和非缺血性胸痛。常见的缺血性原因包括：边支血管闭塞、主支血管慢血流或无复流、支架内血栓形成；常见的非缺血性原因包括心理因素、支架牵张、胸部疾病、颈椎病和消化道疾病等。接到患者诉求后我们会详细询问病史和支架的过程，综合分析辨别胸痛的原因。

疏通了大血管，堵了周边小血管

我们通常把造成堵塞的血管称之为"犯罪血管"，支架目的是打通犯罪血管，让血液可以畅通无阻。然而这一过程容易产生新的问题：整治的同时容易压迫边支小血管，或导致原有的斑块进入边支或远端血管，最终引发新的堵塞。

边支血管受累还会引发患者胸痛、胸闷的症状，较之支架内血栓要稍轻微。我们多通过心电图检查和化验肌钙蛋白来确诊，治疗上一般采取对受压的细小血管进行"药物扩张"，以保证血液正常流通，同时辅以抗痉挛治疗。如果边支血管比较大，也应考虑支架植入治疗。

远水有时候救不了近火

很多支架手术确实能够非常成功地解除狭窄部位的闭塞，然而较远部位血管的血流仍然缓慢，甚至完全丧失，因此，纵使大血管得以疏通也无法完全支撑正常的供血功能，此时患者可能因为缺血而出现胸痛症状。导致血流过慢或无复流的情况有很多，如血管再灌注损伤和血管痉挛等。

我接触过一位 80 岁的冠心病患者，在家人的要求下为其做了支架手术。说到患者的心梗面积和综合病情，实际上十年之前他就应该做了。最终手术成功了，患者却在 1 个月之后因为胸痛难忍来复诊，检查发现支架后无复流。究其原因：这位患者因为长期的血栓致使远端血管闭塞，同时伴有内皮细胞损伤和一些炎性反应，导致初次支架疗效不如预期。

支架内血栓再度形成

这是支架介入治疗最严重的并发症之一，严重者可导致死亡！此类患者往往表现为持续性、剧烈的胸痛，同时伴有大汗、恶心和呕吐等症状。我曾经会诊过一个因为连续 2 个月内出现多次胸痛到医院就诊的老年患者，我们紧急为其安排心电图检查，同时测量相关心肌酶和肌钙蛋白水平，最后复查冠脉造影确诊为支架后血栓。

由于他的情况比较特殊，同时伴有糖尿病、高血脂、高血压，戒烟未果，医院为其进行了二次支架，然而最后还是出现了支架内血栓，且胸痛程度愈演愈烈，在调整药物，严格控制血糖、血脂、血压及强力的抗血小板药物治疗并力劝其戒烟等综合基础上，直到完成第四次支架后才获得了满意的疗效，未再出现支架血栓的情况，胸痛的症状也基本消失。

其他原因导致的胸痛

● 精神过于紧张　很多患者做完支架后一直焦虑不安，担心血管里突然放置一个"异物"会导致意外。在我看来有这种想法是人之常情，好比装过假牙的人起初也总感到不舒服。只是心理负担太重的话确实不利于康复，而情节严重者也确实会导致胸痛。

因为精神原因引发的胸痛位置大都不固定，进行心电图、心肌酶和肌钙蛋白等检查也没有异常现象。此时应告诉患者无需担心支架本身的问题，而是应该放宽心多跟医生和家属沟通，了解支架自身的特点和治疗原理，需要时间治愈，必要时还应考虑抗焦虑治疗。

● 支架牵张、胸部疾病和心律失常　非缺血性胸痛原因很多，除了精神因素以外，也可能存在实实在在的问题。

有些患者因为病变过重，不得不植入长支架或多枚支架，就有可能因此出现血管外膜牵张，患者容易在休息时出现胸痛。对于这类很少见的"后遗症"，大家不必太过担心，多数患者会在 1 个月之内完全缓解。

另外，患者本身也可能因为心律失常、呼吸系统疾病、消化系统疾病等原因导致胸痛，虽然跟支架本身无关，但是很容易混淆视听。患者应该尽可能清晰地描述胸痛的具体部位、发生时间、实际感受及其他病史，医生就此及时辨别病因。

支架后的生活要 "精打细算"

接受支架介入治疗的患者基本宣告人生进入了另一个阶段，倒不是说这项技术本身会如何为难身体，而是它要求接受支架的人在接下来的康复历程中需非常规矩，以往不修边幅的生活方式必须统统改掉。

吃饭不能太饱，戒烟，穿衣保暖及时增添衣物，重体力活一律取消，同时还要保持心情舒畅。还有一点非常关键，支架术后的用药按时按量，药物的任何更改都要在医生的指导下进行，如有不适需及时到医院就诊。

○ 聊一聊 ○

支架的出现，让以往绝大多数无助的冠心病患者重新看到了生命如初的希望，这是科技发展带来的利好。不过与发达国家相比，我国支架的利用率还是偏低。由于风险相对较高且受技术条件限制，很多急诊患者实际上未能得到最及时的救治。

当然，小部分人有时也会疑问：我花了这么多钱放了支架，疗效却不让我十分满意。其实我很能理解这种落差，就像我们全心全意准备一件事情，最后却不尽如人意。医学很多时候也是不对等的，我们能做的就是尽可能以精确的医疗方式改善生活质量。放了支架并不意味着冠心病得到了治愈，更不能保证再无痛楚。唯一能够断定的是只要保持健康积极向上的生活方式和心态，就能获得最佳疗效。

治疗房颤，很多人都在"霾"中摸索！

> 林语堂认为"生活最大的乐趣之一就是蜷缩着身体躺在床上。手臂的姿势也非常重要，这样才能获得最大限度的美学享受并最大限度激发头脑。"但没有了健康，生活的美如何享受呢？

北京连续几天发布雾霾黄色预警，昨天早晨出门的时候仿佛置身于仙境。浓雾袅袅，只闻其声不见其人。好在气温持续下跌，伴随着冷飕飕的北风，已经烟消云散重见天日了。

昨天空气质量不佳，可是患者朋友们还是一大早就来门诊候诊了。几个老年房颤患者引起了我的注意，他们说："这几天雾霾，我在室外呆的时间有点长，似乎又不太舒服了，这是怎么回事呢？"

从大家的疑问和不解来看，不少人对房颤的来龙去脉和诊治要点不是特别清楚。为此，我跟大家分享一些房颤的特点、预防和治疗用药等心得。

房颤：常见的心律失常

房颤本质上就是心律失常——心脏一直在跑步而不得休息，心跳加速且不规则。房颤患者多主诉心慌、气短、头晕和胸部不适，特别是在体力劳动之后会有不同程度的加重。

一般而言随着年龄的增大，患房颤的概率也在增加，75岁以上人群可达10%。除了年龄因素，房颤的发病率还与高血压病、冠心病、瓣膜病、心肌病和心力衰竭及饮酒、精神紧张、代谢紊乱和感染等诸多因素密切相关，特别是高血压和大量饮酒！也就是说当患者存在上述情况时，发生房颤的概率要比正常人高。由此可见防治房颤不是一件简单的事情，需要综合考虑。

我国是房颤大国，患病人数连年增加。患者自身很遭罪，而且比较容易发生恶性事件，其中危害最大的就是脑中风。数据显示，房颤患者发生脑中风的概率是无房颤人群的 5 倍！如果不采取及时有效的措施，每 20 名房颤患者中就会有 1 人发生脑中风！更为严峻的还在于房颤导致的脑中风比一般的脑中风更为凶险，致残性、致死性、复发性都很高！

快速房颤会让心脏射血减少 15% 左右，对于已有慢性心衰或心脏病的患者会雪上加霜，可诱发心衰或心绞痛发作或使原有的症状病情加重。

房颤一旦发生，会随着病情的不断加重而出现心房的结构重构和电学重构等，导致心房扩大，而心房扩大又会加剧房颤的发作，意味着越来越难以治疗，所以，做好预防是非常重要的。

大家平时要养成良好的生活习惯，情绪平稳，不暴饮暴食，不大量服用含有咖啡因的食物，如浓茶、咖啡、可乐等，且要戒烟少酒。另外，要控制好上述列举的各种危险因素。如果已经发现了房颤，就要注意控制各种可能的诱因并及时治疗。

房颤治疗之"心室率的控制"

如题目所示，很多房颤患者在治疗上并不规范，如同在雾霾里前行，运气好的也能到达终点，运气不佳的可能半路就会出岔子。治疗房颤总体两原则：病因治疗和针对房颤发作的治疗。关于前者主要是治疗房颤的诱因和心脏基础疾病。

随着高血压人数的不断攀升，房颤的发病率也在提高，控制高血压是行之有效的重要预防措施，其次是防治冠心病、瓣膜病、肺心病、心肌病等。当然也有一部分孤立性房颤患者，除了遗传外没有任何的基础疾病和诱因，主要就是针对房颤发作引起的一系列病症的治疗。

对于新发或阵发性房颤，需要及时使房颤转复为窦性心律，也就是说先保证当下的心跳规律。常用药物主要是普罗帕酮和胺碘酮，前者仅限用于无器质性心脏病的患者，后者主要应用于已有冠心病、高血压性心脏病等器质性心脏病或已有心功能不全者。而对于永久性房颤、不易维持窦性心律、有复律禁忌证和快速心室率的大多数的老年房颤患者及病因未纠正、心房已明显扩大的患者，则主要要进行减慢和控制心室率的治疗，一般情况下要保证安静时心率控制在 70～90次／分，活动时 90～110 次／分，但具体还需结合患者的基础疾病和症状因人而异地治疗。

治疗房颤的常用药

β 受体阻滞剂，洛尔类的药，如比索洛尔和美托洛尔等最为常用，特别是活动后心率快的患者。但是用药不当可能导致支气管痉挛等不良反应，所以，老年患者、慢性肺部疾患的患者、既往有 Ⅱ 度以上心脏房室传导阻滞的患者应谨慎使用。

钙通道阻滞剂也是较常用药之一，如地尔硫卓，该药因心脏抑制作用小而应用较多，可根据病情的急缓采用静脉或口服的给药方式。

洋地黄类药物中常用的静脉制剂为西地兰，口服制剂为地高辛。该类药对控制活动时心室率不及前两类，常应用于伴有心功能欠佳和安静时心室率快的房颤患者。

经过多年临床实践总结，上述常用药的常规剂量有比较规范的标准可循，且可两种或三种药物联合使用。但具体剂量仍需患者到门诊咨询医生，不可私自加减调整。即使调整剂量也要缓慢，以免突然减量引起反跳。

有些房颤患者起初只是心跳存在过慢的问题，迁延不愈最后导致了房颤——这与开篇所述先房颤后心跳紊乱的情况正好相反。这类房颤患者以心跳过缓居多，对于此有时候单纯的药物治疗不奏效，临床上也会考虑安装起搏器，如阵发性房颤合并心动过缓的患者。

◦ 聊一聊 ◦

　　房颤患者控制好心室率能够减轻身心痛苦，但仅仅这样也是不够的，还有一点非常重要——抗凝。抗凝的最终目的就是预防血栓形成，避免脑中风的发生，但是有不少患者会因为这样那样的原因而忽略，这恰恰是我比较担忧的地方。

起搏器：新手上路，细节第一

无论是过去的事，还是过去的人，即使拼命地回忆也再也不会回到以前。可是有回忆终究是美的。

每年春节之前，很多心血管疾病患者都会到医院申请各种检查。我想大概也是担心自己的身体应付不下来春节的热闹，所以要提前查漏补缺确保无虞。

病房里收治了一位房颤合并高度房室传导阻滞的患者，他的情况还真有些复杂。心率时快时慢，快的时候会有心悸、头晕等不适症状，慢的时候也有头晕表现，甚至发生过一次晕厥及多次晕厥前兆！24 小时心电图发现他的心率最慢时 34 次 / 分，最快时 153 次 / 分，最长停搏时间为 2.92 秒！

患者希望能够尽快摆脱这摇摆不定的心跳，好迎接家人的祝福，而我们科室的同事们商讨之后，也决定助他一臂之力！

大部分治疗房颤的药物都有一个共同的特点——降低心率，所以，如上文心率"摇摆不定"的这种情况，显然不能通过服用药物对房颤本身进行有效控制。于是我们给予安装永久起搏器，希望借助起搏器的保驾得以放心使用治疗房颤的药物，避免心动过缓的情况发生。经过各环节的努力，最后这位患者安装了起搏器，服药后很好地控制了房颤症状，顺利出院后回家准备过年。

人出院了，但是事儿没完。关于房颤的诊治，特别是在起搏器植入术后要注意什么呢？

起搏器术后的最初几个星期注意什么

术后 24 小时内患者应平卧床上，尽量少活动。其实这种状态能保持 3 天最好，之后可逐渐增加活动量，如下床走动。

为了固定起搏器中的电极，埋入起搏器的一侧手臂在 1 ~ 2 周内尽量不要高举，但是可以轻微活动。一般而言，电极植入人体后 1 ~ 2 个月就比较稳定了，而在此之前电极的前端还是存在移位和脱离的可能，所以不要按压到起搏器。如果康复过程中发现手术切口有发热、疼痛或流液等症状，患者应及时到医院就诊复查。

出院后如何"带着起搏器"生活

每天安静时数脉搏，特别是早晨起床时数一下，要慢慢养成习惯。另外，也要按医嘱定期到医院复查，以确认起搏器和心脏的工作状态。

患者安装起搏器后，休养一段时间基本可以恢复到手术前水平，并且能够像普通人一样生活、工作。植入起搏器后 1 ~ 3 个月，一般的运动没有妨碍，如散步和打高尔夫球等，激烈运动要尽可能避免。假如活动时呼吸急促，应立刻停止运动保持安静。

起搏器对饮食方面的影响和要求不是很大，所以，通常范围内的食物、饮酒只要不过量，一般是没有问题的。

装了起搏器的患者有些地方去不得

● 不可靠近的设备或场所　工业用电磁感应炉、雷达天线、广播电视发射天线的限制区域、大型电机、高压设备强磁场的地方、床垫式或枕式磁疗仪、高压电力传输线、发电厂的限制区域、电弧焊接设备、工业磁铁等。另外，某些型号的起搏器内有能探测人体运动的感受器，当使用电锯、除草机时，其振动可能会引起起搏器的误判，从而使起搏器作出不必要的起搏频率调整。

● 需注意的设备或场所　正在修理的汽车引擎（发动状态下）、移动电话、电子安检防盗系统、业余无线电天线、家用电磁感应炉等。

现在市场上的多数起搏器由于具有内在抗干扰机制，因此，使用手提电话不会有影响，对于其他起搏器应注意将电话与起搏器之间保持15厘米以上的距离，接听电话时尽量用远离起搏器一侧的耳朵。

绝大多数安装起搏器的人通过机场安全门或商店、图书馆防盗门时，都不会对起搏器有影响。只需按正常速度通过安全门，不要在门口徘徊或倚靠在安全门上。如果在靠近这些安全系统时感到眩晕或快速不规则心跳，只要离开这些系统，起搏器即可迅速恢复正常。

医疗机构对"安装起搏器患者"应特殊对待

就医时患者或家属一定要告诉医生该患者装有起搏器，因为医院里有不少机器设备或治疗方法会影响到患者，比如核磁共振、电手术刀、除颤仪、放疗、γ射线装置、冲击波碎石仪、床垫型或枕型磁疗仪、射频消融、经皮电神经刺激，部分医疗设备在采取一定防护措施后仍可使用。

大部分的起搏器不可以做核磁共振检查，目前有专门的兼容核磁共振检查的起搏器，在程控模式下可以进行核磁共振检查。需注意的机器设备或治疗方法还包括超声检查及治疗、人工呼吸机及呼吸频率监测仪器。

安装起搏器后旅行时需注意

通常机场安检的金属探测器会探测到患者体内的起搏器，所以要及时向航空公司的有关人员出示相关证明，如起搏器植入卡。需要指出的是，这类证书在国外也有效。

患者要随身携带起搏器植入知识手册和植入卡，以应对突发事件，这样有助于用救护车及时送患者到医院诊治。另外，有些起搏器具有夜间专用的使心跳变慢的功能，因此，出国到有时差的地方旅行之前还应咨询相关医生。

安装起搏器后要定期检查

起搏器是高度可靠的仪器，因此，医院需要定期检查起搏器的工作状态，以保证其安全性，这样才能充分进行患者的健康管理。另外，医务人员也要仔细核对患者出院后起搏器的工作状态、电池消耗的情况。

虽然起搏器的可靠度很高，但类似于药物不良反应一样的"起搏器综合征"仍时有发生。因此，患者最好 3 ~ 6 个月进行一次检查，特别是出现呼吸困难、胸痛、头昏、手脚浮肿、不停打嗝或感到异常发热时应及时就诊复查。

植入 ICD，漂洋过海照样来约！

奥运会不仅仅是夺冠，更重要的是参与；正如生活中最重要的事情不一定是成功，而是用尽人生的"洪荒之力"，打造更精彩的人生！

2016 年，万千瞩目的里约，怎么约？

最让我羡慕的不是熬夜看比赛，而是好友们可以组团前往里约亲临现场！好友们的组团中有位企业领导——52 岁的张总。他年轻的时候是一名运动健将，做过体育老师，后来下海创业。他把生意打点得井井有条，唏嘘的是刚过中年就落得个体弱多病。用张总自嘲的话说：我现在终于不得已有时间到里约看球赛了！

为什么一个运动健将才 50 多岁就不得已要"打发时间"了呢？今天，我跟大家一起分享张总的亲身经历，希望给大家一些思考和借鉴。

几年前的夏天，张总跟家人一起开车到山西走亲戚，一路颠簸开到目的地。之后他却连着几天胃部难受，亲戚怀疑是胃炎或水土不服，便做了暖包为他热敷，倒也有效，同时也在当地药房开了胃药。休养几天后张总还是觉得身体不舒服，最后直接晕倒在饭桌旁！亲戚紧急拨打 120，将他送到当地医院。检查后发现居然是心脏大面积梗死！由于病情较重，当即就做了支架手术。

按照医生的叮嘱，这些年张总基本不工作了，植入支架一年后到我这复查。支架安然无恙，但由于一年前心梗持续 6 小时出现晕厥后才到医院行急诊支架植入术，虽然开通了闭塞的前降支，但是错过了最佳的治疗时机，已导致前壁大部分心肌坏死。这次迟到的救治使得左室射血分数下降到只有30%，提示需要安装除颤器了！

看开了的张总跟我说一定要好好"享受"人生，为此我精心给他调整药物并配足了急救药物，同时植入了体内除颤器（ICD）以应对可能出现的室颤等致死性心律失常，他这才放心去了里约。

我想现实生活中类似的案例很多，有些人年近80岁，依旧背着孙子满大街溜，而有些人还不到60就得走两步歇三步，差距之大让人咋舌！我给运动员出身的张总指出了四点，希望对大家同样有帮助。

运动员退役后更易招惹心血管疾病

虽然我认识张总的时候，他已经不做体育老师了。但是从聚会的谈资中得知张总小时候就酷爱体育，后成为大学篮球教练，20年前在前辈们的指点下下海经商。

正所谓"一入商界深似海"，张总因为工作繁忙和家庭事情琐碎，再也无法像年轻人那般注重锻炼和保养。原来滴酒不沾，如今较上劲也能大灌几口。张总说，很明显几年下来我的身体走样了，比平常人更容易发胖，特别是血压、血脂和血糖上来就没下去过。

张总念的是体校，从小学就开始定向发展。人们常常说，运动员一年的运动量估计比普通人一辈子的运动量还要大。表面上加强锻炼能让人有一个好的体魄，心脏也在这种坚持和训练中逐步变得更有韧性。但张总经商后，之前系统习惯的运动规律全都没了，身体面对突如其来的放松状态有些无所适从，体重迅速增加，血脂、血糖也都开始升高。面对这一切变化，老张因为事业打拼而无暇理会。

喝酒抽烟，不可忽视的危险因素

关于喝酒的利弊我就不赘言了，大家都知道适当喝酒延年益寿，经常喝大酒、酗酒则有损健康，对肝脏危害比较大，对心血管系统也是个考验。

关于抽烟对身体健康的影响，可能更多人会去关注肺癌，其实抽烟也是促发心血管疾病的重要因素之一。研究表明，吸烟对急性心肌梗死的危害与吸烟总量成正相关，吸烟总量每增加 1 倍危害增加 4 倍！还记得电影《老炮儿》吧，据说整部电影片中点烟、吸烟、递烟镜头超过 100 个。难怪冯小刚主演的"六爷"不到 60 岁便因急性心肌梗死而死亡！

大家可以先看看其致病机理：烟草中的有害物质进入体内后，可影响血管内皮功能，容易导致斑块脱落而形成血栓，这就增加了冠心病、心绞痛、心肌梗塞和脑梗塞等心血管疾病的概率。

对于长期吸烟的人来说，其血脂水平更难控制。因为抽烟能够导致低密度脂蛋白胆固醇升高和高密度脂蛋白胆固醇降低，这种局面如同给动脉粥样硬化提供了温床；再者，烟民体内的低密度脂蛋白胆固醇较之常人更易被氧化，生成大量能够损伤血管内皮细胞及其平滑肌细胞的有害物质。在这些有害物质的长期刺激下，会引发一系列连锁反应，如周围血管及冠状动脉痉挛收缩、管壁变厚、管腔狭窄和血流缓慢等，这些变化最终会造成心肌缺血、缺氧。

早发现早治疗，亡羊补牢就晚了

张总山西一行，自己没有好好玩一把，还因为急病让亲戚们也吓得够呛。当然这是后话，好在及时支架度过了危险。但是效果不甚理想，张总的身体下滑了一大截，至今仍未复原。张总回忆当时的情形不无感慨：这病耽搁了！

张总开车去山西，一路颠簸身体疲惫。到了山西之后就开始胃部不舒服，整个上腹很难受。其实这就是一个明显的信号，此时若去医院就诊检查，很容易就能排除掉消化系统的问题。然而张总压根也没有跟心血管疾病联系到一起，却跟自己较劲没有胃病也没吃错东西怎么会胃部不舒服。

其实不难解释，张总多年肥胖缺少运动，每次例行体检血脂和血糖也都偏高。此次长途跋涉身体状态欠佳，导火索已经引燃，误诊为胃病而没有及时的对症治疗，最终引爆心肌梗死。

后悔药买不到，好在性命无忧，可是为什么安装了支架效果仍不甚理想？心脏梗死，也就是说冠状动脉中斑块破裂导致血小板聚集形成血栓，然后堵塞或近乎堵塞血管，最终造成心肌部分缺血性坏死。大面积梗死，说明堵塞较严重。支架只能使堵塞的血管重新畅通，而那些梗死的心肌可就再也救不回来了。

心血管疾病患者出远门要注意什么？

张总远赴里约前向我咨询，以确定是否适合外出游玩。我觉得张总做得很对，其实身边类似的冠心病特别是安装支架、起搏器的朋友很多，但是很多人会忽略这些预防措施。我准备了几条建议分享给大家：

第一，重视每年的例行体检，关注自己的血压、血糖和血脂，发现可疑情形尽早就诊。要注意的是，如果患者已经安装了支架，各项标准相较于普通患者要更低一些。

第二，对于心血管病患者，病情较重就不要出远门了。一定要外出，也最好在动身之前进行一次心血管系统的全面检查，并由医生对健康进行综合评估。理论上只有身体稳定医生才会放行，但是考虑到出游免不了消耗大量体力和精力，所以，有时候也会建议患者跑个平板心电图来深入预测。

第三，旅游过程中容易劳累和饮食不规律，相对平常更易发病，所以，要带足药品和完整的药物列表，比如硝酸甘油，速效救心丸和一些紧急降压药（如开博通）等。

第四，生活规律有序，避免劳累和情绪激动，保持大便通畅，避免任何导致心慌、气短、胸闷、胸痛和大汗等行为。如果旅行过程中出现胸疼、气短、哮喘或疲劳等情况应立刻终止旅行，如反复发作还要及时到当地医院就诊。

第五，如果已经安装了心脏起搏器，则要带上相关设备的信息卡、病例摘要和医师联络电话等。

装了心脏起搏器，还能装酷吗？

　　心在哪里，收获就在哪里。人这一生能力有限，但是努力无限。做一个积极向上的人，用正能量激发自己，感染身边的朋友。你阳光，世界也会因你而精彩！

　　有一位"网红"，26岁的黑人小伙吸引了我的注意。他的名字叫 Andrew Johnson，曾是一名健美运动员，后来诊断出心脏病而安装起搏器。试想换了平常人，此后的人生道路怕是只能做个"安安静静的美男纸"。但是这个小伙子却带着维持生命的起搏器，更为奋进地投入到健身训练中去！网友看着各式健美帅图，心里却七上八下：这真是用生命在健美！

　　听上去很励志，可是心脏受得了吗？

　　无独有偶，就在前几天网曝一位中年男性在安装起搏器的情况下举哑铃、做俯卧撑，结果因为幅度太大而拉脱了起搏器的电极，不得不送往医院急救。

　　同样是安装起搏器，为什么一个可以继续"健美生涯"，而另一位却险些丧命？且门诊上更多亟待安装起搏器的患者仍在"凑合着过"……

哪些人需要考虑安装起搏器？

　　我在门诊不时听到患者气喘吁吁地跟我说："我的心率只有40，得安起搏器！"没错，心跳"40次/分"确实提示要安装起搏器，但是否安装还应结合原发病和是否伴有供血不足等症状。

常见心脏起搏器的适应证有哪些？

● 窦房结功能障碍 心脏窦房结和 / 或周围组织因为病变导致功能异常，引发各种心律失常特别是心动过缓。主要表现为窦性心动过缓、窦性停搏、窦房阻滞、慢 – 快综合征、窦房结变时性功能不全等病症。继而表现为：脑供血不足、心脏供血不足、周围组织供血不足。患者多有头痛、头晕、耳鸣、乏力、胸闷和睡眠差等表现，严重者可出现失语、运动障碍和晕厥等。

● 房室传导阻滞和 / 或束支传导阻滞 前者简言之就是心房与心室之间的电激动传导异常，导致心脏不能按时、按点正常收缩和泵血，引起各脏器供血不足。依照严重程度可分为一度、二度和三度；后者是指房室结以下的传导系统明显异常，导致心跳明显减慢且心房心室收缩完全脱节、各干各的。继而表现为：轻者可感觉到心悸和心搏暂停、乏力、头晕和心绞痛，重者可以导致晕厥和猝死等。

● 其他 神经介导性头晕、肥厚梗阻型心肌病、扩张性心脏病、长 QT 综合征等。

别看适应证很明确，但是临床上更多遇到的是患者本应该安装起搏器，却因为各种顾虑选择"先扛着"。我有一位患者，40 岁的时候检测出慢 – 快综合征，明明需要按装起搏器，结果他犹犹豫豫一拖就是十年。如今心脏明显扩大，安装完起搏器之后生活质量也严重下降了。

可以明确地说，如果发现自己清醒时心跳 < 40 次 / 分；或者虽然心率在 40 次 / 分以上，但伴有供血不足的症状，如头昏、眼花、胸闷和气短，甚至晕厥；还有些年轻人平时心率不慢，但运动后常出现晕厥情况，提示可能存在心脏变时性功能不全。出现上述情况都应当及时到医院就诊，以确定是否需要安装起搏器。

不是所有的心动过缓都要安装起搏器！

比如急性心梗患者的心跳慢有可能是一过性的，经溶栓和 / 或支架等治疗改善相应心肌供血后可恢复；某些药物如 β 受体阻滞剂、含利血平的复方降压制剂等也可能导致心跳减慢，停药后心率很快恢复正常；还有一些心跳慢是由疾病引起，较常见的有甲状腺功能减退、颈动脉窦压迫综合征和急性下壁心梗等。找准病因及时治疗后，心跳可逐渐复原。

　　还有一些特殊的群体，如运动员。由于他们训练有素，心肌收缩力强，心脏跳动一次的搏血量高于普通人。虽然安静的时候心率较慢，但每分钟的射血量足以满足机体的需要。而运动开始后心跳会随着运动量的增加而上升，所以无需特别担心或干预。

　　当然，心动过缓的症状有时不太典型，如头晕、全身乏力、爱睡觉等较常见，也有严重的患者出现晕厥、意识丧失和心绞痛等，大家很难联想到心动过缓。不过告诉大家一个小窍门——测1分钟脉搏数，这种方法简单易行且比较有效。

安装起搏器后还能好好过日子吗？

　　起搏器安装很简单，整个过程只需要1个小时左右。手术本身是没有什么风险，不需要针对起搏器特别照顾，因而不会增加额外的治疗。但是为了防止放置起搏器的囊袋出血感染，术前一般需要停用抗凝抗血小板药物一周以上，除非术者认为创伤不大或病情危急时才继续服用。考虑到患者很可能存在其他疾病，如糖尿病、高血压、脑血管、冠心病等，手术后亦应密切观察伤口和起搏器功能是否正常运行等。

　　网络上有不少关于安装起搏器后仍然实现人生价值的成功案例，我个人是非常崇拜和感动的，因为他们知病并治病，且在背后付出了超越常人更多的努力。但是我希望大家不要只欣赏"美景"，更不能随意模仿。

具体来说，安装起搏器后应注意五点

　　● 体力活动循序渐进　术后1~3个月要避免剧烈运动，特别是上肢的剧烈牵拉提重物等，但可以适当做些日常工作和家务活，如散步、慢跑等。之后可慢慢恢复至正常，但是仍要尽量避免重体力劳动和大负荷运动。

- 要保持良好的生活规律　心情开朗，戒烟、不喝大酒，吃饭也不宜过饱。
- 学会自测脉搏　每天清晨醒来或静坐15分钟后监测脉搏，假如少于起搏器预设的频率（50～60次/分钟）并伴有心慌、胸闷和头晕等不适，应及时到医院检查。
- 加强随访意识　植入心脏起搏器的患者应在术后1个月、3个月、半年及今后的每年门诊随访一次。
- 远离超短波　磁疗和撞击。起搏器容易受到电场和磁场（磁共振检查、手机信号）的干扰，严重的击打也会影响其正常工作。不过现在已经研制出能够抗磁场的先进起搏器，有需要的也可以酌情选择。

◦ 聊一聊 ◦

　　心脏起搏器发展至今，已经成为一种常规的治疗手段，且其技术革新仍在不断完善。现在起搏器的分型也很多，不仅仅是作为心率慢患者的一种心率补充，还能够减少慢-快综合征患者的房颤发作，缩小心衰患者收缩不同步的程度而增加心脏射血，改变肥厚型梗阻性心肌病的患者心室收缩顺序而降低梗阻程度，体内植入除颤器而预防猝死等。但是数据统计我国仍有不少该安装的患者没有安装，因此，我衷心希望大家就此了解、认识起搏器，让它帮助更多的人摆脱疾病的困扰。

　　虽然起搏器也有自己的寿命，但是在"执业"期间，只要呵护得当患者一样可以结婚生子，一样可以上班工作，一样可以追逐自己的梦想。

心脏搭桥 PK 支架，疗效的较量

人心如同秋日的广场，总是会落些叶子和浮尘。所以我们要时刻备着一把扫帚，为自己扫出一片澄明的境地。

心脏搭桥会被支架取代吗？

医学上治疗冠心病的基础手段是药物，而且越早服用越有利。但是对于那些病情严重的患者，单纯药物治疗已经不中用了，更多的是要考虑手术治疗。目前比较成熟的手术有两种——心脏搭桥和支架介入。

得益于技术材料的进步，支架手术已经深入人心，话题性也远远超过心脏搭桥，门诊上来咨询的患者也主要集中了以下两种声音："支架滥用"和"搭桥要退出历史舞台"。关于前者我解释过多次，别光看广告要信疗效！至于"搭桥要退出历史舞台"的观点就得好好澄清一下了。

搭桥救了杨老伯的命

67岁的杨老伯喜爱运动，被誉为小区里的健康明星。今年五月份的一个清晨，杨老伯突发心脏剧痛、呼吸困难，后被急救车送到医院进行治疗。医生为杨老伯快速做了检查，确诊为突发急性心梗。

杨老伯心脏的三条血管的近段都发生了堵塞，堵塞程度超过90%，其中一支还是慢性闭塞！主治医生会诊后决定为其进行冠状动脉搭桥手术。经过几小时的抢救，最终杨老伯转危为安。

日后杨老伯跟家人一起到医院复查，并说出了困扰已久的问题：现在都用支架吧？为什么给我用的是搭桥？不是说搭桥手术被淘汰了么？

要回答好杨老伯的问题，就得全面了解心脏搭桥手术。

什么是心脏搭桥手术？

对比支架介入，心脏搭桥手术才是国际上公认的治疗冠心病最有效的方法！比如美国前总统克林顿，当时他的心脏的多条主要血管都发生了堵塞，堵塞程度超过 90%。主治医生再三斟酌，最终决定为他实施心脏搭桥手术。手术总共花了 4 个多小时，医生从克林顿的两侧胸壁取下两根动脉，又从腿上取下一段静脉，利用这些血管材料成功搭了 4 根桥。

其基本原理就是在冠状动脉狭窄的近端和远端之间建立一条通道，使血液绕过狭窄处而到达远端，形似一座桥梁而得名。这里所说的"桥"，也就是在医学中称作血管旁路移植物，来源包括患者自身血管或者血管替代品，而通常采用病人自身其他部位的血管来进行。人体的大隐静脉、乳内动脉和桡动脉等是较常用的血管旁路移植物。

成功的搭桥手术通过"桥"的绕行，简单而直接地缓解了血流不畅的问题。另外，许多患者在接受冠状动脉搭桥手术后几天，便能上下楼梯，术后 1～2 个月，可胜任轻便工作，而术后 3～4 个月则能基本复原。

我想对搭桥反感的人，焦点多半集中在搭桥手术创伤大上。必须承认这一点正是支架的优势，但是随着微创技术的发展，现在的搭桥手术已经不需要切开胸骨就能完成。且搭桥本身是在心脏表面进行手术，而非有些人眼中的"解剖心脏"。

哪类患者适合做冠状动脉搭桥手术？

临床上确实经常碰到这样的现象，还没等到医生通过诊断制定好治疗方案，病人就会主动要求医生支架。但如此"排挤"搭桥其实是一种误区，因为不是每个患者都适合做支架介入手术。

　　并不是所有的冠心病患者都适合做支架。比如血管的分叉处的严重狭窄，一根血管上有两处甚至更多的狭窄。再比如血管完全慢性闭塞、严重钙化等情况，放支架就比较困难且风险大。

　　另外，支架也有很多力所不能及之处，比如"再狭窄"问题一直是支架的软肋。相关统计显示，裸金属支架的再狭窄率高达 25% ～ 50%，即使使用药物涂层支架，再狭窄率也有 1% ～ 5%，且随着支架植入数量的增加，其再狭窄率也随之累加。也就是说，支架是有后顾之忧的。一如本文中的杨老伯，血管病变如此"广泛严重"，冠状动脉搭桥手术才是上佳选择。当然，有些特殊情况我们也会选择搭桥和支架相结合的混搭方式，即"杂交手术"。

以下情况时应着重考虑搭桥手术

　　冠状动脉造影显示有明显的左主干病变，同时合并前降支和左回旋支近端狭窄≥ 70% 等多支血管病变；透壁性心梗 3 个月以上，出现室壁瘤或合并二尖瓣脱垂致左心功能低下的冠心病患者；冠状动脉造影显示有明显的左主干病变或两支以上多处 70% 以上狭窄者；考虑同时行搭桥和室壁瘤切除术或二尖瓣成形或换瓣术；有严重室性心律紊乱伴左主干病变或三支血管病变的患者；经皮冠状动脉腔内成型术失败后，仍有进行性心绞痛或伴有血液动力学异常者；从经济费用和远期效果看，钙化迂曲的糖尿病患者更宜选择搭桥；患者合并心脏瓣膜成形术或需要置换瓣膜，也推荐搭桥手术。

　　上述专业词汇可能不是很好懂，但是看病的时候主治医生一定会逐一排查。

不停跳搭桥——待攀登的至高境界

　　即使是搭桥，也分为两种。最常见的是"心脏停跳下心脏搭桥手术"，即传统的冠状动脉旁路移植手术。患者在体外循环机的帮助下，由体外循环替代心脏，带动血液循环，相当于人工的心脏。让心脏停止跳动，目的就是保证手术视野更为清晰。不过患者手术全程需要依靠呼吸机，还要挺过冰冻状态下心脏急性缺血的刺激，总之是挺不容易的。

　　随着技术的发展，近些年来兴起了另外一种更先进的搭桥手术：非体外循环下的冠状动脉旁路移植术（OPCAB），通俗地说就是保持"心脏始终处于跳动状态"下进行搭桥手术。

　　不停跳搭桥手术对患者遴选和技术执行上要求很严格。临床上基本只对前降支（左冠脉分支）病变患者实施，因为前降支在心脏"正面"。而回旋支（左冠脉另一分支）、右冠脉分别在心脏的后面和侧面，搭桥时需要将心脏"翻转"以期获得更稳定的视野，因此，不得不停跳。由此可见，不停跳技术虽然很诱人，但是至少目前对比停跳的优势还不甚明显，未来仍需进一步研究和开拓。

搭桥之后的日子怎么过？

　　患者在行冠状动脉搭桥术后的康复运动是必不可少的一项，因为病人术前症状不同，各自的心功能级别有差异，故手术后必须有医护人员个别指导康复运动。大体可以从以下几个方面来进行术后的运动训练计划：

　　● 增强心肺的耐受力　有氧耐力活动可提高心肺的耐受力，如步行、慢跑、爬楼梯、骑健身车等。建议逐渐增加强度的恢复初期多以舞蹈、游戏等活动为主。

　　● 合适的运动强度　在运动时谈话而不伴有明显气短的运动强度，即为适宜运动强度。如果在运动中能唱歌，说明运动强度还不够大。

　　● 运动持续时间　最初是适应性活动，包括屈伸关节，缓慢增加运动量等，建议时间为 5 ~ 10 分钟。之后时间要逐步增加至 10 ~ 15 分钟，身体完全能承受的前提下再延长至 20 ~ 30 分钟。

○ 聊一聊 ○

　　无论搭桥还是支架，都是万不得已采取的办法，即使手术成功也有再狭窄的风险，而新型支架也不尽如人意。所以还是希望大家能够在早期积极预防危险因素,服用他汀类及相关药物来控制病情的发展。至于冠脉支架和搭桥术后患者，积极改善不良生活方式，特别是尽早戒烟和坚持服药，定期随访和复查也是事关未来的健康走势。

Chapter 9

准妈妈

护好心才能护好胎儿

准妈妈看过来，注意妊娠期高血压！

"母亲，是个最高档的全职、全方位 CEO，只是没人给薪水而已。"身为母亲的我，同样身为女儿的我，特别喜欢龙应台这句对母亲的诠释。母爱的伟大，从孕育胎儿的艰辛开始，从未结束过……

小刘怀孕7个多月了，原计划13号产检，可是从8号开始就接连失眠、头疼。11号上午又晕得厉害，只好在家人的陪伴下先到社区诊所去检查。社区医生给小刘量了血压，发现高压已经超过160mmHg，于是嘱咐她尽快去大医院就诊，可小刘觉得能坚持就回家休息了。

当天晚饭后小刘再度头晕，甚至还有些眼花。等到第二天清晨的时候，小刘因为头晕而恶心，甚至不能正常走路，家人见此情形赶紧叫了救护车。在医院急诊科收治后，医生先为她量了血压，发现高压已经超过 180 mmHg。医生说如果血压不能及时有效地控制下来，不得不终止妊娠！

小刘最终选择住院接受降压治疗，一周之后血压逐步回归到正常，胎像也比原来稳定了许多。

而这就是我们今天要探讨的话题——妊娠期高血压。

不可忽略的"产前疯"

理论上讲任何年龄段的人都有发生高血压的可能，其中妊娠期高血压是一类比较特殊的疾病，它包括：高血压、子痫、慢性高血压等。由于发病率高达10%，且严重影响母婴健康，因此，备受家庭关注。妊娠期高血压是孕产妇和围生儿发病、死亡的重要原因之一，坊间将其描述为"产前疯"，亦说明该病的凶险！

妊娠期高血压的定义：女性妊娠 20 周后，出现收缩压 ≥ 140mmHg 和（或）舒张压 ≥ 90mmHg 的情况，常伴有水肿和蛋白尿等。当收缩压 ≥ 160 mmHg 和（或）舒张压 ≥ 110 mmHg，则被视为重度妊娠期高血压。像小刘最后表现出来的情况，基本可以断定是重度妊娠期高血压。

哪些女性容易患"妊娠期高血压"？

多年来我们密切关注妊娠期高血压，但是至今仍未明确该病的具体病因。不过很多影响因素和危险因素值得注意：遗传特征，40% 的妊娠期高血压都是"历史遗留问题"，这体现了遗传特征；准妈妈年龄偏低或偏高，临床研究发现那些低于 14 岁和高于 40 岁的女性，更容易罹患妊娠期高血压；产前就有慢性高血压病，以及贫血、糖尿病、营养不良、血钙偏低，还有双胞胎和羊水过多等情况，妊娠后也比较容易出现高血压。

据小刘丈夫回忆，小刘在早期产检时就发现有相对轻微的高血压，当时的医生嘱咐二人要注意监测和改善生活方式。但是由于小刘在怀孕前血压一直是正常的，遂自认为此次血压升高是怀孕引起的生理改变，加之工作较为繁忙，也就没有很好地重视，忽略了对血压的监测和管理。实际上小刘起初出现的失眠、头晕和眼花等症状，已经说明她的血压异常比较明显了，当时就应该到医院治疗。

一般来说，妊娠期高血压患者会有一些比较集中的症状表现，如血压升高、水肿、蛋白尿、视力模糊、失眠和抽搐等。当然，还有部分女性在怀孕前血压不稳，怀孕初期却"奇迹"般地血压正常了。其实，这种情况更多是女性妊娠期生理性变化的"假象"，要仔细鉴别。

"妊娠期高血压"治疗要及时

理论上女性怀孕前就要把血压调整到合理状态。但是有些女性在妊娠期间只是轻度血压升高（＜150/100mmHg），特别是经过医生对心血管疾病的缜密评价后，若风险较低且预后良好，那么可以考虑不用吃药，只需注意休息，多吃水果蔬菜，采取规律、适度的体育活动和控制体重等。

如果确诊妊娠期高血压，准妈妈应立刻停止工作及其他重体力劳作，严格服用降压药。如果还有抽搐，需加强解痉和镇静处理。考虑到某些降压药对胎儿可能产生不良作用，因此，女性妊娠前后都要咨询医生，及时调整降压药的种类和剂量。

来自于挪威的 HUNT 研究，纳入了超过 15000 名受试者，平均年龄 29 岁。研究者调查了他们出生前后母亲的血压情况，并就此分成正常、不正常和严重不正常等几个组别。研究发现，母亲有妊娠期高血压的受试者比母亲血压正常的受试者，血压要偏高、体重指数偏大、腰围更粗。另外，前者的心血管风险也更高。

在我看来这个研究很有趣，也非常有意义，它用大量事实依据告诉大家：母亲生产前后的身体状态，依然能够清楚地反映到 30 年后子女的身上。

───────── ○ 聊一聊 ○ ─────────

准妈妈生产前的日子最不好过。为了让小宝宝健康成长、按时生产，准妈妈们总是谨小慎微。夏天炎热、蚊虫又多，很多准妈妈减少出门，选择待在空调房里不挪窝，以为"静静地躺着"就好了。有句话说：百脉流通，不慌不忙；内外调和，母子共畅。准妈妈们还是应该适度出去散散步，这样不仅可以改善胎盘的供血量，还有利于气血交换。散步慢走也要避开闹市，择一晴天和干净庭院，尤以绿树成荫的公园最为理想，葡萄架或紫藤长廊下散步也是不错的选择。

高血压与要"二胎"，矛盾吗？

> 梦想总是跑在我的前面，努力追寻它们，为了那一瞬间的同步，这就是动人的生命奇迹。

　　小张和小李同岁，都是 37 岁，这个年纪经济稳定心智健全，但是身体已经过了生育的最佳时期。得益于国家的"二胎政策"，双方父母又极力赞成，他们就萌生了再要一个孩子的想法。

　　如今生活水平提高了，要孩子自然格外上心。准备生二胎的小张和小李一早就选定了猴年生宝宝，之后开始到医院各种咨询，最后来到了心内科。他们的问题很普遍也很平常，能代表很大一部分父母的心声，但是也存在一些误解。一轮检查下来二人如同吃了定心丸，可是小张也清楚自己常年因为工作应酬，心血管系统并不是十分健康。而小李生第一个孩子的时候就出现过妊娠期高血压的情况。这些问题会成为他们要二胎的障碍吗？

　　今天我跟大家一起探讨这些话题，也算是给一家老小们"减减负，压压惊"。

有高血压还能要孩子吗？

　　很多人认为患有高血压的男性和女性，养育后代会受较大影响，特别是男性。这一说法不能说完全没有道理，但是也不能过于较真。

　　对于男性高血压患者来说，高血压基本不会影响到生育。成功与否的关键是"精子的数量、质量和存活率"，该方面受很多种因素影响，但是与高血压的关系并不是很大，而且有章可循地吃降压药维持血压正常还有一定的促进作用。

　　当然在选择降压药上还是要留意一下：如果男性考虑要孩子，那么"非常时期"血管紧张素转换酶抑制剂和血管紧张素受体拮抗剂类降压药最好不要吃。血管紧张素转化酶抑制剂类药物多以"普利"结尾，如依那普利、卡托普利、苯那普利、赖诺普利、群多普利等。血管紧张素受体拮抗剂类药物多以"沙坦"结尾，如氯沙坦（科素亚）、缬沙坦（代文）、坎地沙坦等。β受体阻滞剂类的降压药，如果大剂量长时间服用，对男性性功能是有一定影响的，这一点要留意。

患有高血压的女性需密切监测血压

　　妊娠对母子双方都是极大的考验，也往往伴随各种风险，高血压是最不容忽视的细节之一。因此，准备养育宝宝的女性要在怀孕前进行全面检查，特别要及时排除不能妊娠的情况，如某些心脏病、肾功能不全等。即使医生判定可以怀孕，也需要在怀孕后定期监测血压，一旦出现血压升高或其他不适立即就诊。

　　值得注意的是，有些女性怀孕前血压不稳，怀孕初期却"奇迹"般地血压正常了。别误会，这是女性妊娠期生理性变化的"假象"！在这期间，部分高血压女性可以停用降压药，但是需要密切监测，如有风吹草动即刻恢复药物治疗。

　　女性妊娠20周后，出现收缩压≥140mmHg和（或）舒张压≥90mmHg，常伴有水肿和蛋白尿等情况，即可确诊为妊娠期高血压。如果收缩压≥160mmHg和（或）舒张压≥110 mmHg，则被视为重度妊娠期高血压。妊娠期高血压是女性妊娠期特有的疾病，在我国的发病率高达10%！该病或轻或重，任由发展可严重影响母婴健康，亦是当下孕产妇和婴幼儿出生前后发病，甚至死亡的主要原因之一！

　　假如母亲妊娠期间血压只是轻度升高（＜150/100mmHg），医生认为风险较低且预后良好，那么，在密切监测血压的情况下可以考虑只采取"非药物治疗"，如限盐、多吃水果蔬菜、规律适度的体育活动、控制体重等；如果女性血压明显升高或伴有蛋白尿或心脑等器官功能障碍时，则应严格服用降压药。考虑到某些降压药对胎儿可能有不良作用，应当在怀孕前咨询医生是否需要调整降压药的种类和剂量，妊娠期间更要密切监测血压和选择合适的降压药。

常用降压药及其特点

● 拉贝洛尔　该药显效较快，对肾脏及胎盘血流无明显影响，亦不会引起血压过低或反射性心动过速等不良反应。除了能够降血压，还有一定的抗血小板聚集和促胎肺成熟作用。但拉贝洛尔国内很难买到，故目前临床常用倍他乐克等。

● 甲基多巴　即使长期使用也未发现对母儿有明显不良影响，但是每天最大剂量不应高于 4g。

● 硝苯地平　此药降压作用比较迅捷，一般不主张舌下含化。与硫酸镁有协同作用，联合用药时要注意。原则上 24 小时的总用药量不超过 60mg。其他钙通道阻滞剂如氨氯地平等虽无临床试验证据支持其对胎儿无损害，但鉴于其较好的临床经验，目前在妊高症患者应用广泛且未见致畸报道。

● 利尿剂　该药的应用既往存在争议，但近期临床试验数据显示可让母婴获益，故我国最新的指南支持利尿剂在妊高症特别是浮肿明显的患者中使用。

● 硝普钠　该药代谢产物中的氰化物能通过胎盘组织，对胎儿有一定的毒性作用，妊娠期应尽量避免使用。只有母亲在分娩期或产后血压过高，且其他药物效果不好时才可谨慎考虑。

● 肾素 - 血管紧张素类药物　该药不良反应明显，能导致胎儿生长受限、畸形、新生儿呼吸窘迫综合征、新生儿早发性高血压等，因此，女性妊娠期严禁使用。

用中成药控制血压就能万事大吉？

小张和小李的父母四处打听各种保健品和安胎药，对于他俩的高血压问题自然更为上心，因为深谙"中药没有毒副作用"，所以买了很多中成药。

小张和小李把自己平时吃的各种中成药摆到我的桌上，表示吃着这些药"还挺受用"。然而听完他们的描述，我倒是感到一丝丝不安。众所周知，中成药大部分取材天然药物，理论上其不良反应比西药要小。但是中成药的有效成分相对复杂，乱吃、滥吃隐患更多，且因此导致肝肾损伤的不乏其人。

对于怀孕的女性朋友来说，我们在评价某一种药物的药效和不良反应时，除了着重对胃、肝、肾等内脏的安全性总体评价外，还要评价其对胎儿的影响。而有些中成药中掺有西药成分，其中药本身的药效和机理特别是对胎儿的影响也不像西药那么清晰。

所以，我建议小李使用成分和有效性确切、不良反应及对胎儿影响少的降压药，同时根据她个人的具体情况给予相应的调整。也就是说他们之前吃的药可能对心血管疾病有疗效，但是不能保证对肝和肾没有不良反应，且是否对胎儿产生影响更是不得而知。

生二胎前男人还能做些什么？

怀孕生子对于女性来说是一次重生，即使是要二胎一样困难重重。做父亲的除了偷偷懒憧憬十个月之后的父子团聚，自然也有很多工作可做。只有经过了认真的准备和仔细检查后，才会生下健康、聪明的宝宝。

● 改善生活方式　为了提高精子的数量、质量和存活率，男性朋友应努力做到劳逸结合、饮食规律，消除工作紧张，戒除抽烟、喝酒、久坐、长时间接触电脑辐射等，坚持适当的运动锻炼以增强体质等。

● 孕前检查　很多男性朋友觉得可以省掉该环节，但这显然是个错误的看法。这一点上我很支持小张的做法，毕竟已经不是三十岁以前了，身体机能均有不同程度的下降。建议准备要二胎的男性朋友先做一个全面的体检，包括心血管、神经系统及泌尿生殖系统检查等。当然，最主要的还是精液常规检查。

● 积极治疗已有的疾病　对于已有基础疾病的男性要积极治疗，即使高血压对生育无大碍也要积极控制，糖尿病患者就更不用说要控制好血糖了，还有慢性肝病患者、心脏病患者和泌尿系病变的患者等，要根据病因及早治疗，以免影响甚至错过生育时机。

○ 聊一聊 ○

　　"二胎政策"实施以来，乐坏了不少家庭。可是再添一个宝宝并不是那么容易的事，得问自己的身体是否允许。如今很多要二胎的父母都是在 35 岁以上，或多或少有点背水一战的意味。如何打好这一仗，需"未雨绸缪"和"步步为营"才行！

别被妊娠期糖尿病悄悄盯上

人生于世，委屈在所难免，消化了就是成长的动力，消化不了就会变成脾气。

都说当妈很难很辛苦，其实扮演好父亲的角色也不容易。

我有一个认识时间不长的朋友，他在一些医学推广活动上给予我很多帮助。恰好也是父亲节前后的时间我们谈论起医学话题，他顺便说到自己初为人父时的经历和感受。

他的妻子在 28 岁时生下了第一个孩子。当时妻子怀孕顺风顺水，按部就班地进行孕期检查，虽然每次血糖都在正常值的高限，糖耐量试验也仅有一项轻度增高，但均未达到诊断标准，故妻子照常想吃啥就吃啥。后来的生产过程比较顺利，大人也没有遭受太多的麻烦。

可是没想到当初的些许不适竟是"妊娠期糖尿病"所为，这条"漏网之鱼"没有让母亲如何，却切切实实连累了孩子，一生下来就被送往重症监护室。孩子血糖转化能力严重受损，必须每 30 分钟测一次血糖。由于孩子太小，测血糖只能从脚后跟穿刺。父亲隔着玻璃窗看着病床上的襁褓婴儿满是针眼的脚后跟，犹如万箭穿心……

三周过去了，孩子转危为安，但是这次任谁都不愿意再回顾的经历让这位父亲备受自责。医生叮嘱他要严防妻子再次出现糖尿病，遂在要二胎前后加强了饮食控制和血糖监测。最终老二健健康康地来到这个世界，妻子也很快复原。

儿子渐渐长大，活泼可爱，聪明伶俐。他说生老大的时候是自己人生最灰暗的一段时期，生老二的时候也是提心吊胆。虽然在家人面前表现得大无畏，可是在驱车去医院的路上经常痛哭。如今否极泰来，更觉眼前的团圆不容易。

也许往事不堪回首，一晚夜不能寐，一次长吁短叹，一个焦躁的眼神，一场逢凶化吉的痛哭流涕……这大概就是父亲。

最后也说说本文中彰显父爱的关键点——妊娠期糖尿病。

什么是妊娠期糖尿病？

广义上的"妊娠期糖尿病"一般包含两种情况：一种是女性怀孕之前就确定有糖尿病，怀孕后妊娠期间表现出相应的症状。这种患者我们多数称之为"糖尿病合并妊娠"；还有一种是女性怀孕前没有糖尿病或仅有异常，直到妊娠期才确诊为糖尿病。此情况才是真正意义上的"妊娠期糖尿病"。

临床数据统计显示，在糖尿病孕妇这一群体中，超过 80% 的比例属于"妊娠期糖尿病"，也就是本来身体没有什么异常，因为怀了宝宝才出现糖尿病。目前，我国妊娠期糖尿病的发病率在 1%～5%，且逐年攀升。尽管妊娠期糖尿病的孕妇大都会在产后自动复原，可是仍有一定比例的产妇生完宝宝后糖尿病也不能痊愈，所以我们仍要仔细对待。

正像大家知道的那样，一个家庭一旦宣布要生宝宝，准爸爸、准奶奶、准外公甚至准舅舅等都会不惜血本，买来各类营养品和食物，一股脑堆砌在准妈妈面前，希望养得胖胖的。但是患有妊娠期糖尿病的孕妇却不领情，她们常常表现出"三多一少"的症状：吃得多、喝得多、尿得多，体重减少。当然，也有不少例外的。

值得一提的是，妊娠期糖尿病的孕妇呕吐情况较之正常孕妇更为剧烈，常常伴有严重的恶心；再者，一个常见的妊娠期糖尿病症状是"没有劲儿"，这是因为吃进的葡萄糖不能充分利用，体力得不到补充的缘故。

妊娠期糖尿病的危害

对任何家庭而言，妊娠都是一个很特殊、很隆重的过程，这一阶段准妈妈们可以理直气壮地享受"女王"的待遇——饭来张口，衣来伸手。可是对于妈妈和宝宝而言，仅仅上下打点得舒服熨帖还远远不够，更关键地是警惕妊娠期各类疾病的侵袭。

妊娠期糖尿病的女性血糖不稳、临床发展复杂，严重者出现流产、早产和死胎等危害，对母亲和胎儿都有极大的伤害。

● 对母亲的危害　首先妊娠期糖尿病患者的血糖超标且易出现波动，因此，准妈妈们容易出现微细血管病变，损害眼睛、肾脏和心脏，发生呼吸道感染、泌尿生殖系感染和霉菌感染的机会也相应增加。

再者，我之前讲过糖尿病与高血压的密切联系，这在妊娠期的女性朋友中更为常见。研究发现，妊娠期糖尿病同时合并妊娠高血压的概率是普通孕妇的 4 ~ 8 倍，而且更容易引发妊娠子痫，出现昏迷、抽搐等非常凶险的情况。

妊娠期糖尿病的女性朋友更容易生出"巨大儿"，动辄七八斤，甚至更重。虽然老辈们认为这是福气的象征，但是从专业角度讲这对母体的危害很大，可能导致分娩过程中出现难产和产伤，延长分娩时间而引起宫缩乏力性出血。

● 对胎儿的危害　如文中提及的这位父亲，由于妻子妊娠期糖尿病，使得孩子出生后因为低血糖而住进重症监护室。此类病例临床上也不少见，有资料显示高达 50% ~ 70%！当然，这位父亲比较幸运，宝宝在经过严密的监护和治疗后度过难关，现在也很聪明可爱。而更多受母体罹患糖尿病影响的新生儿，最后发现其脑细胞均遭受了或多或少不可逆的损害。

另外，母亲糖尿病对胎儿在宫内发育不利，严重者引发胎儿宫内窘迫，甚至缺血缺氧性脑病，进而产生神经系统后遗症。当然，上文所说的"巨大儿"对胎儿自身也是不小的考验，由于难产程度加剧而不得不选择剖腹产，胎儿畸形率、出生后智力低下等情况也随之增高。

如何防治妊娠期糖尿病？

都说防患于未然，一点没错。这位朋友的妻子也是因为疏于检测而险些酿成悲剧。预防妊娠期糖尿病的第一步就是要监测血糖。常见的项目有尿糖、空腹血糖和糖耐量试验等。正常的标准为：孕妇无明显饥饿感，空腹血糖 < 5.3mmol/L（美国的标准是 < 5.1mmol/L，而我国妇产科也遵循美国的标准），餐后 2 小时血糖 < 6.7mmol/L。

需要强调的是，有些孕妇的检测结果接近正常值的上限，虽没有到达妊娠期糖尿病的诊断标准，或仅有糖耐量轻微异常，但可能存在一些被忽略的其他异常。比如开头提到的这位朋友，儿子出生时体重 8 斤多，明显高于同样身高孩子的平均体重，当时还觉得是件引以为豪的事情，现在回想起来其实就是妊娠期糖尿病的一个信号。孕妇仍需警惕偏高血糖对胎儿的潜在危害，应积极改善生活方式，以免影响婴儿的正常发育。

一旦检查结果有异，医生会指导患者在饮食方面加强控制，要减少高糖、高脂和高胆固醇的摄入。准妈妈们应该避免吃过多的白糖、红糖和冰糖等糖类，甜饼干、巧克力、果酱等也最好少吃，动物肝脏和熬煮时间过长的粥糜也要少吃。

杂粮、水果蔬菜、瘦肉、鱼类等可以多吃一些。我列一个简单的菜谱供大家参考：早餐可以吃一个鸡蛋，一杯脱脂牛奶，一个粗粮面包，半只苹果；午餐可以吃清炒的芹菜或空心菜，一小碗瘦肉和豆干，二两米饭；晚饭可以吃清炒的冬瓜、西红柿和卷心菜，一小碗木耳和鱼肉，一杯脱脂牛奶。如果准妈妈吃了不够，中间可以加餐吃个水果或些许粗粮饼干。

当然，控制饮食期间还应当加强锻炼。比如每次活动半小时，轻、中度强度，3 次 / 周。如果上述生活习惯改善后，准妈妈的糖尿病症状依旧比较明显，那么，就要考虑应用药物治疗了。

○ 聊一聊 ○

　　怀孕生子对一个女人和一个家庭来说都不是件小事情，然而怀得上，保得住，生得下，养得大才算胜利！如果把人生比作万里长征的话，妊娠就是开头的那二里半，而且也是最关键的一段旅程。怀孕期间密切监测血糖的必要性毋庸置疑，即使之前检查都没有问题，妊娠32周后也应当每周检查一次，并注意血压、水肿、尿蛋白和胎儿的发育情况，必要时要及时住院。

妊娠期心律失常，事出有因

> 我们要学会跟自己做朋友，跟自己分享喜怒哀愁，这样每天都会是新的开始。

在我眼里，怀孕是每一位女性一生中最甜蜜和忐忑的时光。甜蜜是因为孕育新生命和爱的升华，忐忑的因素就多了。有单纯的紧张，也有特殊生理时期的健康困扰。比如既可轻如鸿毛，又能重于泰山的"妊娠期心律失常"。

妊娠期心律失常，简言之就是怀孕期间出现的各种原因引起的"心律失常"，在临床上较为普遍。该病维护不当可加重心脏负担，特别是在分娩期能促成心力衰竭，严重危及母婴的生命健康，因此，在心内科颇为受关注。

然而，临床上关于该病的诊治还缺乏一个放之四海皆准的"金标准"，更多的时候还需要凭借医生多年积攒的经验和对孕妇的密切监控，进行及时、适度和安全的治疗。既治疗了孕妇，又不对胎儿产生不良影响。

心律失常"事出有因"

由于妊娠期、分娩期、产褥期均可加重孕妇的心脏负担，处理不当可促成心力衰竭，严重时能危及生命，故孕妇出现心律失常征兆要格外重视。

女性朋友怀孕后，身体各方面都会出现一些微妙的变化，而心脏为了适应这些变化也要做出相应的调整。表面上看由于胎儿的发育，子宫会逐渐增大，横膈被向上顶到更高的位置，为此心脏也从原来的"站位"变为"横位"。

当孕妇妊娠时间超过 6 周之后，随着外周血管阻力的下降，其血容量将明显增加，心脏每跳动一下也会搏出更多的血液。此时孕妇的交感神经和体液调节等系统都比较兴奋，所以这段时期较正常人更容易产生心律失常。

再者，我们都知道女性怀孕的适宜年龄是 30 岁之前，而现今很多产妇年龄都偏大；另外，不少女性朋友本身就存在高血压、糖尿病、高血脂和肥胖等心血管危险因素。内忧外患的双重夹击下，她们的心脏自然也就吃不消了。

妊娠期心律失常的诊断

首先要明确一点，心律失常对孕妇和胎儿的健康确实都能产生不良影响，但是致命性心律失常还是相对罕见的，持续的缓慢心律失常也不太容易发生，大多数其实在育龄前期就已经得到了明确诊断。

我曾经碰到过几位因为疏于产检，生产过程中出现呼吸骤停，最终婴儿留下了后遗症的孕妇。所以为了早预防早治疗，女性朋友怀孕后要早早进行心电图检查，怀孕期间也要密切观察以防万一，特别是出现心跳过快或过缓、胸闷、气短等症状。

接诊疑似心律失常的孕妇后，我们首先要通过普通心电图、24 小时动态心电图和心脏彩超等检查，来明确导致心律失常的根本原因，以及心律失常的性质，比如看看到底是过快还是过慢，房性还是室性。更重要的是借此查找是否存在器质性心脏病，以及可能存在的其他系统疾病，如甲状腺功能异常、炎症和病理性出血等，因为这些病症偶尔也会"滥竽充数"。

对于孕妇自己，一定要跟主治医生详细介绍自己过往的心血管疾病史，是否曾经出现过心律失常甚至心脏病和手术等。

关于此病的分类和治疗

同样是胸闷或心跳过快，其病根也不尽相同。其中最常见的是房性早搏，不少患者怀孕前就有迹象，怀孕后加重，但多数无需处理。诸如房颤、室性心动过速和缓慢性心律失常等就更少见了，而且这类孕妇多半本身就存在心瓣膜病、先心病、心肌病、心肌炎和高血压性心脏病等。

孕妇因为心律失常来求诊，查找病因是最关键的。其次，根据其是否对患者器官功能产生明显影响，或症状是否导致了生活质量的下降等，决定治疗与否及方法。对于不是特别严重的房早、房性心动过速，医生一般不会要求其服药；房性心动过速导致明显症状时，可采取"刺激迷走神经"，也就是刺激咽部，产生恶心感来缓和症状。如果病情无法控制，再考虑用药甚至直接通过电除颤来恢复正常的心律。

抗心律失常药的种类很多，但是绝大多数都能通过胎盘屏障，使用不当会导致孕妇和胎儿药物不良反应发生，特别是妊娠前 3 个月风险最大，所以，我们在选药上也要仔细斟酌。常见的抗心律失常药物首选 β 受体阻滞剂，如比索洛尔、拉贝洛尔、美托洛尔、普萘洛尔，也可以应用地高辛。普罗帕酮次选之。上述药物均无效时也可试用异搏定。而胺碘酮、阿替洛尔这两种药仅在孕妇面临生命危险且其他药物无效时考虑应用。

给准妈妈们的暖心小贴士

孕妇是一个最特殊的群体，理应得到最无微不至的关怀。怀孕期间身体敏感，所以也要特别防护。我简单归纳了以下四个方面：

● 产前检查　确定怀孕后到正规医院检查，并由产科医生及心内科医生联合判断是否适合继续妊娠。临近生产，再由医生根据实际情况决定住院时间和分娩方式。

● 注意营养　以往都会在月子期间大补特补，其实知道自己怀孕后就要多吃高蛋白食品，并从第 4 个月起减少盐的摄入量。

● 休养生息　孕妇一定要避免过度疲劳，另外要稳定自己的情绪。

● 防止感染　上呼吸道感染很容易引起胸闷气喘，一经发现及早治疗。

Chapter 10

养护血管

在生活里找处方

坚持这两点，可以不用吃药啦！

> 无论是学业还是事业，无心插柳柳成荫这种事多半是不可能发生的，所以一开始就要定准方向并为之努力。

一定要吃药？有些病是可以不用吃药的。

同事的一位 48 岁的女亲戚，近日陪身体不舒服的邻居到医院来看病，邻居被诊为心梗后，她自己也开始惴惴不安，来医院请我开药治疗她偏高的血脂。

我检查了她的血液化验单，显示血脂明显偏高：LDL-C 是 4.98mmol/L，正常值应该不高于 3.4mmol/L；TC 是 8.47mmol/L，正常值不高于 5.17mmol/L。但是因为检查单不全面，我又让她家人将其他单据拍照发了过来。里面夹着一张一周前的化验单，当时显示 LDL-C 是 3.84mmol/L。我当时也有疑问，为何只有血脂的结果差距这么大？经过仔细的交流才知道，原来她在来医院检查前吃了几顿烤鸭，那几天里还参加了两场宴会，一时间摄入过多高脂食物，血脂水平一下上去了。又仔细询问了她的其他情况，知道她无高血压、糖尿病、早发心血管疾病家族史，也不吸烟，月经正常，且看上去很苗条。

她问我开什么药吃，我告诉她这种情况是"不用吃药"的，只需积极改善生活方式。随后我安抚了她的紧张情绪，解释了这其中的缘由：尽管低密度脂蛋白胆固醇与自身的代谢遗传因素有关，但是受饮食影响非常大。特别是已经确诊冠心病的患者和高血脂患者，这类人群对饮食是高敏感的，饮食稍微不注意，指标就会发生非常大的变化，其实病情并未有明显的波动。这就要求我们更要严格控制饮食。如此说来，她就是属于虽然没有冠心病，但

是血脂波动与饮食关系较密切的那一类。

现实生活中有很多这样的例子，对待疾病和健康往往"过于紧张"，多半因为接受外界信息比较杂、比较多，有时候就不免"对号入座"，一如文中这位大姐。但是也有检查单看上去"一切正常"的人，其实存在很多致病危险因素，反而更需要用药。

诚然我国有成百上千万的心血管疾病患者，但对部分人群，虽然血脂偏高，但无心血管疾病又无其他危险因素，未来患心血管疾病可能性较低，或者"还算健康"的人是不用吃药的，只要坚持适当运动和改善生活方式，就可以与常见的高血压和高血脂等病说"NO"！

但需不需要用药还是得让专科医生根据每个人的情况综合考虑，今天我就跟大家谈两个不用吃药即可防治疾病的好方法，大家一定要坚持啊。

调节饮食，吃好喝好

参加学术会交流时，很多大专家指出现代病不能光用药物和手术来医治，特别是慢性非传染性疾病多因代谢异常引发，归结于膳食造成的代谢失衡。简言之就是吃的"不对"。对于很多人，不是说吃的越少越好或越精越好，关键在于吃对、吃的合适。控制饮食强调"不饿就成"，不能为了大饱口福而胡吃海塞。其重要目的就是保持理想的体重，因为肥胖是很多心血管疾病的危险因素之一。有些人会说我可以美食跟减肥茶、减肥药一起吃，这样两不耽误，对此我非常不赞同。

我给大家推荐"地中海饮食"：以橄榄油、坚果、红酒和鱼肉一类食物为主。据悉欧洲当地的心血管专家们花了 5 年时间进行研究和调查，发现地中海沿岸的居民患心脏疾病风险要比其他人群低 30%！最终"地中海饮食"风靡全球！

仔细分析不难发现，地中海饮食并不是多么罕见和高贵，但是其搭配的特点就在于强调高纤维、高维生素、低脂和低热量，而这正是心内科医生三令五申敦促大家特别是心血管疾病患者"合理膳食"的最佳选择。

我认为有高血压倾向或血压波动的人在选择食物上要多注意"低钠高钾"。低钠高钾的食物是"盐敏感"性高血压患者的有效治疗措施，同时适量限盐可以使大部分 1 期高血压患者的血压达到正常。这也就意味着要求大家口味清淡，提高含钾多的食物比例，像新鲜的瓜果蔬菜等种类越丰富越好。

最后提一下近些年备受青睐的"叶酸"。人体获得充足的叶酸可以降低 H 型高血压的发病率，同时它的抗氧化应激作用能够改善血管内皮功能，在冠心病的发病机制中起到了有效的缓冲。我国民众因为烹调的习惯，植物中富含的叶酸在加热过程中损失大半，所以不少人特别是 H 型高血压患者，应当多考虑每天口服不超过 0.8mg 的叶酸制剂。当然，具体是否一定服用，还要到医院找医生检测相关指标来确定。

规律运动，跑出来的健康

现代人的生活压力越来越大，如此快的节奏下，有人说"能吃好饭就不错了，定期规律的运动委实是奢望"。然而有研究显示，在一线大城市中有超过六成的人做不到定期规律地运动，基本上全年"两点一线"。但是不得不说，适当运动确实能够维持血管内皮细胞功能的完整，防止动脉硬化，延缓血管衰老和降低血脂。所以说"时间就像海绵里的水，挤挤总会有的"，除非雾霾天，不然大家还是要抽时间出去活动活动筋骨。

当然运动也是有讲究的，健康人跑跑步、打打球，只要别受伤就可以。但是上了年纪的人和有心血管疾病的患者，体育锻炼也是需要认真策划一下的。不妨请医务人员做个简单的身体检查和评估，判别一下是否存在一些无症状但不适合运动的隐匿性的疾病或危险因素，据此制定出合理的运动处方。柔和连贯、缓慢均匀并带有节奏的活动是首选，例如太极拳、散步、快步走等中、低强度的运动。

运动过程中，大家要学会自我监控运动强度——自测脉搏。根据运动后所达到的最高心率的百分率来确定活动的强度。中等强度运动相当于最高心率的

60%，具体计算方法为（220- 年龄）×60%× 每分钟心率次数。另外，运动强度也可根据自我感觉来监测，一般来说运动中微微出汗即可，切忌太过疲惫。

很多人虽然运动，但是效果并不突出，多半是因为"运动不当"。运动的时机、方式和强度等都需要严格把关，否则极有可能事倍功半。在此有些运动误区需要跟大家澄清。

晨练一定好吗？

早晨，人的冠状动脉张力比较高，交感神经兴奋性也高，因此，早晨时段心血管疾病发病率最高。再者，太阳出来前空气中的二氧化碳含量较高，显然对人体不是很有利。所以很多阿姨一大早就去树林或马路边上大跳广场舞也是有待商榷的。

练到浑身酸疼吗？

在很多人眼中，体育锻炼更像是一种自我挑战，认为只有"苦练"才能有效果。其实对于普通人来说，锻炼时可能会出现某些不适，但绝不应该是疼痛或者极不舒服的感觉。假如运动中出现疼痛、胸闷、气短等症状，应立即终止运动并及时就诊。

运动时要大口喘气吗？

很多高血压和冠心病患者就是因为过度深呼吸诱发心脑血管收缩，最终导致心肌梗死、脑出血和其他意外的发生。因此，大口呼吸与锻炼时的"吐故纳新"并无绝对联系，还是要慢吞吞的循序渐进才好。

聊一聊

　　健康是福！不论血压、血糖还是血脂，在发病的初期若能坚持改善生活方式，一方面能够控制病情的发展，另一方面也确实省下了买药钱。而对于已经确诊需药物治疗的患者而言，这些方式也有利于康复。很多人觉得一不舒服就吃药，其实不用那么紧张。人体的奥妙就在于有一定的自主能力，某些时候自我的更新和代谢带来的好处很可能超过那些常见的药片。

心血管要"年轻"，补钙势在必行

人生重要的不是我们走了哪条路，而是我们是否已经迈出了脚步。

说到钙大家一点都不陌生，钙是人体骨骼和牙齿的主要成分，缺钙容易导致骨质疏松，有关钙的药品和补品无论电视广播还是药店都俯拾皆是。尽管钙无处不在，但是少有人将其与心脏疾病直接联系到一起。其实钙在呼吸系统、神经系统、内分泌系统、泌尿系统和免疫系统等生理功能中，都扮演着非常重要的调节角色，特别是在与心脏关系密切的循环系统，钙发挥着不可替代的作用。

美国知名的梅奥诊所曾发表研究：即使是在正常范围内，血清钙水平较低也会增加心脏骤停（SCA）的风险。研究者发现，绝大多数 SCA 患者的血清钙水平显著低于健康人。有专家称此研究是医学界"低血清钙水平升高SCA 风险的首次报道"，因此，受到很高的关注度。于是有人问：对那些血清钙水平偏低的患者来说，通过口服补充钙制剂是否能够防治心脏病呢？

答案目前是否定的。因为缺少足够的临床数据支持，相关性尚不确切，所以，大家仍需理性看待该结论。不过，我们可以把这个研究当成一种提醒——尽可能维持血钙的正常水平。

钙与心血管系统关系密切

流行病学调查资料表明人体长期缺钙确实会导致高血压！

　　我们都知道人体是由无数的细胞构成，钙离子就是细胞与细胞之间的信号传递者。如果没有钙，信号发射不出去，细胞也就无法正常参与活动。诸如肠道蠕动、血管收缩等，这些都需要钙先传递出相应的信号，细胞收到信号后作出及时的反应，相关组织和器官才能在大脑的指挥下随之调配。那么为什么缺钙容易导致高血压呢？这是因为人体缺钙后，血管平滑肌细胞不能正常发挥收缩和舒张功能，进而导致血管阻力增大，升高血压。

　　另外，血钙偏低还可能加重动脉粥样硬化，这相当于给高血压的发生铺垫了很好的温床。而我们又非常明确动脉粥样硬化与心脑血管事件之间的必然联系，所以，诸多环节之间紧紧相扣，不免牵一"钙"而动全身。

　　关于高血压与钙补充之间的关联，很多年前美国医学杂志就报道了相关研究人员的调查数据，结果显示：每日钙摄入量 < 500mg 的孕妇与食钙量 > 1000mg 的孕妇相比，前者高血压的发病率高于后者 10 ～ 20 倍；对一般人群调查结果是：每日摄入钙量 < 300mg 的人，高血压的发病率是每日食钙量 > 1200mg 者 2 ～ 3 倍。

　　以上足以说明血钙达标的重要性。充足的钙不仅仅能够坚固骨骼、保持身体更健壮，更可以保持心血管的健康、防止高血压。

我们缺钙吗？

　　几年前中华营养学会做了一个全民大调查，详细罗列从儿童、少年、成年到老年人和孕妇等不同阶段和群体的血钙情况、每日需求量等，数据显示各类人群都普遍存在缺钙的情况。很多朋友就此咨询，现在生活水平明显提高，特别是饮食越来越优质，为何还会缺钙？

　　针对国人的实际情况，缺钙还是比较好解释的。一方面，钙靠人体自身是无法合成的，体内的钙全部来自外源，钙恰恰又是人体代谢的重要参与者，每天都在通过各种形式向外排泄，若想保证钙够用，就必须靠外界源源不断地补充；另一方面，现代人工作繁忙、运动量少，晒太阳不足，这些都影响了人体对钙的吸收；最后，亚洲人的饮食结构也易致钙的摄入不足，与欧美相比我们吃的谷物、素食明显更多，其中的草酸和植酸容易与钙形成不溶性物质，减少了钙吸收。而且粮食中含钙最丰富的糠麸，又因为膳食过于精细而人为流失大半。以上种种都体现了"额外补钙"的必要性。

安全补钙势在必行

尽管从医理上很明确钙与心血管健康的种种关联，但是也有一些"消极报道"认为过量补钙反而可能增加心血管事件的风险！这种说法有道理吗？

首先要说明的是，在这类研究中，受试者大都每天服用较大剂量的钙制剂——1000 ~ 2000mg。也就是说，不同的剂量其研究结果也是大相径庭的。小剂量效果突出，而大剂量往往带来反面效果。具体到何种剂量才能确定补钙与心血管疾病风险之间的最优关系目前尚无定论，仍旧需要更多大型临床试验进一步明确。

因此，我们在补钙时要确保安全和精益求精，过多过少都有负面影响。中国营养学会推荐：成年人每天应摄入 800mg 钙，孕妇和哺乳期女性每天应摄入 1200mg 钙，老年人每天应摄入 1000mg 钙。即使是补钙也讲究安全有效，要求遵照"低剂量、个体化"原则，而非在满足机体需要的基础上盲目增补。

○ 聊一聊 ○

正如梅奥诊所发表的研究所述，血钙偏低确实要引起我们足够的重视，加强该方面的认知对于识别心脏骤停等高危事件有一定的帮助，这对于我们临床医生而言尤为重要。当然，这毕竟是小范围的研究，也仅仅给我们指出了大概的方向，还不是板上钉钉的"真理"，我们要理性、客观和全面地看待这一问题。

喝茶，防止血管衰老

喝茶，最惬意的是把苦涩泡在茶里，喝出的却是清甜。

中国是茶树的原产地，自然也是茶文化的发祥源头。古代的文人墨客喜欢点一盏灯，泡一壶茶，拿一卷书来思量。喝着喝着就喝出了浓情蜜意，所以，他们以茶配书，以茶会友，最后以茶养性了。

我在太原讲课时结识了一位懂茶的业内人士，并有幸到他的茶室小坐。喜茶爱茶的人气质都特殊些，茶室里珍藏着各种各样的普洱茶，也跟我讲了很多关于此的历史文化知识。

说来也巧，一起就座品茶的专家也跟普洱茶有不解之缘。原来他很早就得了冠心病，后又做了支架，苦于胃不好而不能服用阿司匹林。偶然一次机会接触了普洱茶，且特别专业地在喝茶前后测试了血小板聚集率，发现其作用不亚于阿斯匹林的作用，所以这一喝就是八年之久。"意外"的是现如今身体状况恢复良好，各项指标趋于正常。大家都说这可能跟他长期坚持喝普洱茶有莫大的关系。其实，我觉得这得益应源自于支架术后他更严格、全面的生活方式的改善，特别是将烟换成了普洱茶。

了解的人都知道，普洱茶属于黑茶，特别是陈化的老茶、熟茶，陈香醇厚、性温暖胃，保健作用突出。"香陈九畹芳兰气，品尽千年普洱情。"大家一起来喝普洱茶吧！

一杯普洱茶蕴含着多少精华？

懂茶的人会把普洱茶形容成"能入口的古董"，可见普洱以"陈"为贵，特别是十年以上的"熟普"，其中的"营养成分"便似在这岁月如歌的吟唱中沉淀出来。普洱茶含有多种茶多酚、茶色素、茶多糖和咖啡碱等成分，这些物质具有明显的调节脂代谢、糖代谢、血液流变特性和血管弹性等作用，因此，常喝普洱茶能够很好地预防高血脂、高血糖、血栓及各种因素引起的心脑损伤。

调血脂、助减肥

在法国和日本，普洱茶被昵称为"苗条茶""瘦身茶"，想必会是大量年轻女性的最爱了。《本草纲目拾遗》中亦有言：普洱茶味苦性温，解油腻牛羊毒……刮肠通泄。由此可见普洱茶的确是能解油腻和减肥的。仔细推敲，是普洱茶中富含的茶多酚、茶多糖、茶色素和维生素 C 等物质，抑制了肠管组织对食物中胆固醇的吸收，一定程度上阻碍了体内胆固醇的合成，并降低了脂蛋白脂肪酶的活性，最终加速脂质的分解。

有不少关于普洱茶的临床研究，发现长期饮茶的心血管疾病患者的全血黏度、血浆黏度、全血还原黏度等，都要比不饮茶的患者低。

降血压、护血管

当人体内外接受不良刺激后，容易引起脑皮层的兴奋和抑制过程紊乱，肝脏中的血管紧张素由"非活性的血管紧张素 I"在特殊转化酶的作用下变成"活性的血管紧张素 II"，而血管紧张素 II 能够引起血压上升！普洱茶中的茶多酚能够显著抑制 "特殊转化酶"的活性，自然不会有那么多"有害"的血管紧张素 II 生成了，人体的血压也就趋于正常和稳定。

除此之外，普洱茶中的咖啡碱和儿茶素具有血管松弛作用，相当于增加了血管的有效直径（容积），血液流经血管时舒张压也就下降了。

减轻缺血再灌注损伤

所谓"缺血再灌注",是指患者损伤的组织结构得到恢复,原来缺血的部分重新得到灌注(通血)。但是有些患者缺血后再灌注不仅不能使组织、器官功能得到恢复,反而加重损伤。

普洱茶中的茶多酚是高效抗氧化剂,能够帮助机体清除自由基,对保护缺血再灌注损伤有疗效,能够保护心脏和脑等器官的缺血再灌注过程中发生的各种损伤等;普洱茶中的儿茶素还具有抑制脐静脉内皮细胞诱导的"低密度脂蛋白胆固醇氧化",一定程度上减缓了动脉粥样硬化的速度;普洱茶中的芳香甙能够维持毛细血管的正常抵抗力,也相当于增强了血管壁的韧性。

你会喝普洱茶吗?

很多人都有喝茶的习惯,所以我也就无需班门弄斧。对于健康、常喝茶的成年人来说,一日饮茶 12g 左右,分 3~4 次冲泡是比较适宜的;体力劳动消耗多、进食量大、喜好烟酒和油腻食物,以及经常处于高温环境、接触毒害物质较多的人,一日饮茶量可增至 20g。

普洱茶是我所知茶叶中冲泡方法最多也是最简单的茶叶之一,水温最好100℃。第一道水保持 5 秒钟左右即可,接着冲第二道,时间为 20 秒钟,然后就可以慢慢品味这茗香四溢的健康饮品了。

对于忙碌的上班族,可以在 500 ~ 750ml 保温杯中放 4g 左右的普洱茶,直接用开水闷泡,待茶水过半后再续上热水。这样不仅能反复饮用多次,且能保持普洱的原汁原味和功效。当然这种反复冲泡对茶的要求比较高,所以得买点质量好一点的茶。

哪些人需敬茶远之?

普洱茶不是人人都喝得,也不是任何时候都适合喝的。当然,下面这些"禁忌"

适用于包括普洱茶在内的所有的茶饮。

很多人习惯于以茶解酒，其实酒后饮茶会使心脏受到双重刺激，加重心脏负担；茶叶中的多酚类物质对肠胃黏膜有一定的收敛作用，便秘患者若饮茶只会加重便秘；茶叶中的鞣酸会使食物中的铁形成不被人体吸收的沉淀物，因此，患有缺铁性贫血的人常喝茶会加重贫血；茶叶中的生物碱类物质能够抑制十二指肠对钙的吸收，因而，一定程度上会导致缺钙和骨质疏松；茶叶中的茶碱会降低磷酸二脂酶的活性，促使生成更多的胃酸，影响胃病患者溃疡面的愈合，并能抵消某些抗酸药物的疗效；茶碱能增高体温，遂发烧的患者不宜饮茶。

特别强调一点，喝茶虽有上述这般益处，但其作用程度有限，也无明确的临床研究证实其相关性和具体的量效关系，故仅可作为养生之道，并不能作为药物治疗已明确存在的心脑血管疾病或替换阿司匹林。

○ 聊一聊 ○

茶，只一片小小的树叶，就能漂洋过海，折服世人。英国曾提出一个口号：为了健康，每天喝4杯茶。甚至直言不讳：茶对健康大有裨益，较之咖啡更适合饮用。虽说茶到底只是茶，不是药。但是普洱茶能预防的心血管类疾病确有很多，大家都应该在这忙碌的间歇对自己的健康负责。所以，我们选择日常饮品的时候，不妨花点小心思泡一杯普洱茶。

咖啡与心血管疾病：你是否被误导了？

希望就是希望，无论它的可能有多少，只要有可能，就有希望，而所有的希望都是为那些时刻为希望准备的人准备的。

虽然我平时最常喝的是茶，但是每次提到咖啡，却总联想起阳光柔和的午后和伸着懒腰漫步窗台的小猫。可能这就是某些人眼中所谓的小资和浪漫吧，也难怪咖啡如此受大众特别是年轻人的喜爱。

茶是世界上拥趸最多的饮料，那么作为世界第二畅销饮品的咖啡又会对心血管系统带来什么影响呢？

喝咖啡到底好不好？

诚然如果每次都要把吃食跟健康保健扯上关系，味道就不那么纯正和讨喜了。但是关于咖啡与人体健康的作用一直饱受争议，相关的研究从未停息过，孰是孰非一直是个待解的谜。由于"咖啡因"这种物质的存在（大多数速溶咖啡中含3%～4%的咖啡因，一杯煮咖啡中约含150mg的咖啡因），人们似乎习惯把咖啡归类到"不健康"饮食这一栏。但是也有很多积极的信号在提醒我们，咖啡不仅仅能够提神，确有促进健康的重要意义。我们姑且看看都有说什么的？

一项来自于加拿大的小型调查研究结果指出：长期饮用含咖啡因饮料的年轻人群，其血液中的胰岛素含量会比正常人的高，因此，未来生活中也就更容易罹患2型糖尿病。研究者们一致认为，咖啡因能够削弱机体对高血糖的抵御能力，或因此导致"胰岛素耐受"的现象，也就是说身体不得不分泌更多的胰岛素来清除血液中过多的糖类。

而为了给咖啡平反，世界卫生组织专门成立了一个"表明每天喝咖啡可能有益健康"的组织。该组织下属的国际癌症研究机构特意召集了一个由20多名科学家组成的团队，回顾了1000多项研究，结果显示暂时还没有发现确定性的证据能够表明咖啡可致癌这一论断，相反有部分研究能够提示咖啡可预防肝癌和子宫癌等功能。

关于咖啡与心血管系统的密切关系，美国加利福尼亚大学旧金山分校研究人员提出一个足以轰动"爱咖一族"的大福音。他们甚至已经在《美国心脏病协会杂志》发表了相关报告：有规律地摄入咖啡因，比如咖啡、巧克力和茶，非但不会造成心悸，反而有益心血管健康！

相关研究还有很多。咖啡对人体的众多系统都有或大或小的影响，或许有人要问：好的坏的都有，我们又该怎么取舍呢？到底该不该喝？在我看来，咖啡跟酒有异曲同工之妙，适当的人喝适当的酒不仅没有坏处，还能在一定程度上促进健康，咖啡亦然。

咖啡与心血管系统

咖啡可兴奋人体的神经系统，能够提神，同样咖啡也能促进血液循环。而这些功能的实现皆与咖啡因密切相关，研究发现，咖啡因可使收缩压升高2.0~2.4mmHg，舒张压升高0.73~0.80mmHg。当然，这些效果有时间限制，而非持续性作用。用咱们自己的话说"等劲过去了也就恢复正常了"，可见咖啡对血压的影响并不像传闻中的那么"嚣张"。

还有一些有意思的研究，比如来自于意大利国际研究委员会的提示，女性群体中每天喝5杯咖啡，无论收缩压还是舒张压都有不同程度的降低，也就意味着女性每天喝5杯咖啡还能有效控制高血压！考虑到该研究纳入的群体数超过了

5000 名，此结论还是很值得思考的。

但是正如我前面所说要适当饮用，就跟酒一样：小酒怡情，大酒伤身。在我看来，只要每天摄入的咖啡不超过 3 杯（200ml），就不会对血压产生危害。反之，不仅血压不稳，甚至还会增加冠心病等危险事件的发生率。对此，来自美国的一项研究做了非常必要的提醒：那些每天喝咖啡超过 9 杯的人，罹患心脏病的概率比不喝或少喝的人群高 2 倍。而每天喝咖啡超过 5 杯的 60 岁左右的人群，其心肌梗死的患病风险也明显增加！

可见，只要不拿咖啡当日常饮用水来对待，无论心脏还是血压都不会明显受累。当然，如果已经确定自己得了心血管疾病，特别是心律失常、反复心绞痛的患者还是不要喝了。

喝咖啡还要谨记四点

● 吸烟时勿喝咖啡　吸烟时喝咖啡可导致大脑过度兴奋，咖啡因在尼古丁的诱变作用下，可能会使身体的某些组织发生突变，如刺激癌细胞的产生。

● 服药时忌喝咖啡　很多常见药都不宜跟咖啡一起服用，轻者引起恶心、呕吐和头晕，严重的还会因发生化学反应导致严重的心律失常。

● 儿童不宜喝咖啡　儿童对咖啡因的耐受力和排泄能力较之成人要弱很多，喝咖啡可能引起儿童躁动不安和恶心等症状。

● 孕妇乳母不要喝咖啡　咖啡因可迅速通过孕妇胎盘进入胎儿体内，可能母体没有太大反应，但是这对胎儿的正常发育十分不利。有研究显示，孕妇长期过量饮用咖啡会导致胎儿神经系统发育异常，甚至出现弱智、肢体活动能力差等不良现象。

速溶咖啡是一个特例，因为其制作方法有别于现磨的咖啡。速溶咖啡本身含有较多的氢化植物油，也就是反式脂肪酸，其工艺要求也使得食品添加剂的含量相对增加。而为了弥补因萃取不足导致的香味不足，有些咖啡制品还会加入香精。人们为了增加咖啡的口感，还发明了颇受营养学家非议的"咖啡伴侣"。总之，这些快餐式的加工过程改变了咖啡的本来面目，虽然方便快捷，但是长期饮用会给健康带来更多的不利影响。

○ 聊一聊 ○

　　咖啡是名副其实的植物饮料，以不同的风味分布于全世界各个角落，甚至还发掘出深层次的文化并冠以各种微妙的精神引申。关于咖啡的研究，人们注定是乐此不疲的。

　　有人好奇咖啡是什么时候被发现和应用的，按图索骥答案仍不甚明确。传说最早品尝其味道的是那些不知情的山羊，山羊吃了咖啡之后进入一种异常兴奋的状态。当然我们无法想象山羊兴奋会是什么样子，总之有心人发现后记录了下来，从此开始摸索种植咖啡并制作和饮用。

　　咖啡就像茶一样，本来就是生活的味道。如今越来越被更多的国人熟悉和喜爱，已然成为生活不可缺少的一部分。我们虽不过于苛求，但知己知彼还是要的。

人参，心血管疾病患者能吃吗？

> 人生就像一场漫长的竞逐，有些人乐在开始，有些人赢在最后。命运不会偏爱谁，就看谁能坚持得长久。

母亲节那天一位高血压患者给我留言，问候祝福的同时，还跟我介绍在外奔事业的孝顺儿子给她寄来的各种补品和常用药，其中有两种含有人参成分的药品价格不菲，问我是否可以服用。

做药物研究多年，对人参、灵芝等传统名贵中药材偶有涉猎，说起来也饶有兴趣。人参在东方人眼里是"百草之王"，自古就被当作滋补佳品专供王公贵族们享用，野史记载说乾隆皇帝就是坚持服用人参才活到将近鲐背之年的。

如今社会进步了，人民生活水平也提高了，人参虽然仍不便宜，却得以通过各种形式进入普通人的生活。既然人参是一种上等的补药，那么它对心血管疾病是否也有很好的疗效呢？关于这个问题，其实很多年前就有专家学者进行了细致的研究，事实也证明人参在稳定血压、调脂、改善心脏功能和抵抗缺血性休克等方面有一定的功效。

人参，从上古得宠到现在是有原因的

人参是地球上最古老的活化石植物之一，千万年前就诞生了。当别的植物因为不堪自然环境的恶化而逐渐灭绝的时候，人参却繁衍至今。生命力既然如此顽强，肯定有特别之处，人参自身的成分就是最好的写照：人参全身是宝，含有多种复杂且功效积极的物质，如人参皂苷、氨基酸、微量元素、有机酸、糖类和维生素等。

不过这些物质进入人体后，要经历极其复杂的代谢过程，然后发挥相应的功效。是好是坏要看用量是否适度且是否用对了人，用好了其积极效果也是立竿见影的：能够大补元气，使细胞获得新生，提高食欲和兴奋度等。总之一句话：人参能够帮助改善生存状态，延长机体寿命。

人参对心血管系统作用明显

● 双向调血压作用　英国剑桥大学的现代药理学研究中心通过实验证实，人参对非正常血压具有双向调节作用，也就是说通过改变剂量，可使低压者有所升高，高压者有所降低。我们一般认为大剂量应用时表现为血管扩张药作用，小剂量则表现为血管收缩作用。

● 抗休克作用　尤其是失血性休克和急性中毒性休克患者，人参中的特殊成分都能起到"强心作用"，使心搏振幅及心率增加，同时提高机体的应激反应能力和神经活动的灵活性。因此，临床上遇到类似特殊患者时，某些人参制剂也会应用到急救救治中去。

● 改善心脏功能作用　心脏泵血需要很强的心肌收缩力，心力衰竭患者的心脏如同陈旧的机器不堪重负。人参中的特殊成分能增加心输出量与冠脉血流量，抵抗心肌缺血和心律失常。特别是耐缺氧作用，可以有效缓解心律失常。

● 较好的降脂作用　人参中的皂苷可以加快脂代谢。其中的重要成分人参皂苷 Rb_2 对胆固醇有异化作用和促进排泄作用，也能促使更多的甘油三酯转存入脂肪组织中，因而，具有降低高胆固醇和甘油三酯的作用。

● 提高耐缺氧能力　无论心肌缺氧还是脑缺氧，对人体的危害都是巨大的。人参中的一些成分可增加机体血红蛋白含量，减少肌肉中的乳酸积累，对脑缺氧和心肌缺氧有一定的改善作用。

　　需要明确指出的是，上述这些心血管的有益作用都来自短时间的观察或经验积累，还缺乏长期使用能降低事件和死亡风险的大规模流行病学的证据。

哪些患者食用人参需谨慎？

　　人参是百补之王，能保命亦能救命，有人为此一掷千金。但是人参并非百无禁忌，吃还是不吃，以及吃多少需要请专业医生核实，有些患者盲目服用后反而导致病情加重。

　　以下人群需在医生指导下食用人参，一旦过量还会加重病情：有过敏体质的患者，感冒发烧的患者，肾功能不全的患者，严重高血压的患者，再如患者经常失眠、尿黄、便秘，或者肝火比较旺盛等人群。当然，对属于虚症的经常失眠者，人参皂苷具有良好的安眠作用，因此，是可以食用的。

○ 聊一聊 ○

　　《本草纲目》记载人参能够补五脏、安精神、定魂魄和除邪气，久服延年益寿。到了现代，国内外学者对人参的兴趣依旧很浓厚，通过大量临床试验明确了人参对心血管系统、神经系统、免疫系统和生殖系统等都有调节作用。但是总体来说，我们对人参的研究还不完善，很多关于人参的疗效和药理机制仍在探讨之中，这大概与人参复杂的成分和代谢特点有关。

　　所以说，人参神秘的面纱只揭开了一半，我在此也只是点到为止，当然这半张脸就已经给了我们无数惊喜了。

在"粤菜"里求取真经

> 人生的重点，有时候是坚持，有时候却是改变，关键是"灵活自如"。

在中国的各大菜系中，我对粤菜的印象最为深刻。繁复多样的菜式美点，虽不及京菜这么"幽深"吧，却别有一番滋味。

去深圳讲完课，临走前好友邀我去了她家小坐，品尝了当地的一些美味。其实我对吃不怎么讲究，但是当几盘白灼的"原生态"鱼虾端上来之后，我便跃跃欲试了。说实话，那种新鲜和天然仿佛置身于大海之滨，没有五花八门的调料，清淡的口感就足以勾起挑剔的味蕾。

好友跟我说，广东的饮食讲究少盐和简单，煲一锅汤也不加什么调料。吃惯了各种煎炒烹炸的人开始肯定不适应，但是多吃几次会觉得这才是饭菜本真的味道。

我想跟我体会差不多的应该大有人在，说白了就是少盐少油，要尽可能保留食材本身的味道。多喝汤，这样营养成分也比较容易吸收。也难怪当地的医生朋友跟我开玩笑：你看我们吃海鲜多吧，可都是清蒸清炖的，所以，我们这边高血压的人群比北方少多了。

确实，口味重就更容易患上高血压。早在公元前 2600 年的《黄帝内经》中就做了鞭辟入里的注解："咸者，脉弦也"。有时候我挺佩服古代的郎中们，尽管早有防备，可他们肯定没有想到如今高血压患者已经超过了 2 亿！说到此我不免有些愧疚，因为大部分现代人对高血压的发生发展仍无清晰认识，也就谈不上合理适宜地预防高血压了。

盐与血压非同一般的关系

最近一个世纪，全球范围内关于盐与高血压的关系进行了无数项研究。有一个共同的现象是：高盐饮食的人群血压水平普遍增高，低盐饮食的人群血压水平较低。很多人会问：为什么吃盐多血压就高？

解释起来并不复杂。首先，人吃了咸的东西，肯定会多饮水，人体自身为了降低体内的盐分浓度，自然也就会多存积一些水分，这样就增加了血流总量，当多余的这部分血液在血管中流淌时，自然会致使血压上升；再者，食盐进入人体之后，血管会应激收缩变细，然而心脏搏出的血液量照旧，不会因为人体多吃了盐而有所改变。换言之，变细的血管中的血流量并不会因此而减少，那么血管中血液的压力自然就会升高。《中国高血压指南》明确指出了钠盐摄入与血压升高的数值关系：膳食中每天钠盐的摄入量每增加 2g，收缩压和舒张压分别增高 2.0mmHg 和 1.2mmHg。

盐摄入过多对人体的危害还是比较明显的，世界卫生组织研究称，每年全球心血管疾病死亡人数中有 165 万左右是因为盐摄入超标导致的，这其中我国的"贡献"首屈一指！

为了证明我们中华民族是个"嗜盐"民族，20 世纪 90 年代末著名的 INTERMAP 研究比较了中、日、美 3 个国家中年人 24 小时尿钠的数据。跟预想的一样，中国人是最高的——245mmol/24h，日本和美国分别是 211mmol/24h、163mmol/24h，对此大家可以理解为"吃进去得多，所以排泄得也多"，而中国人钾的摄入却是这三个国家中最低的，低钾摄入的危害可以变相理解为"高钠摄入"，久而久之我们就形成了"高钠低钾"的饮食习惯。

吃盐多了一定会得高血压病？

答案是"不一定"，取决于人体对盐的"敏感性"。这与盐摄入人体后导致血管收缩和血流总量的增加不矛盾吗？

当然不矛盾，因为正常的生理反应不一定"外显"，而只有"盐敏感型高血压"人群才会对盐有立竿见影的反应。通俗地说，这部分人的血压会随着摄入钠盐的多少而相应地升高或降低。当然，有"盐敏感型高血压"也就会有"盐抵抗型高血压"，后者的血压变化与摄入的钠盐多少无关，但是随着年龄的增加敏感性会越来越强。

这一概念的提出主要是为了帮助我们筛选"易感人群"。血压正常的健康人如果表现出"盐敏感"，这就意味着其未来发展为高血压的可能性比那些不敏感的人群要高，且远期心血管事件的发生率和死亡率也相对较高。

据不完全统计，我国目前高血压患者中有超过 60% 的人属于"盐敏感型"。特别是"盐敏感型"老年人，由于他们多少都存在动脉粥样硬化，对盐的敏感度更甚！所以，我们还是要加强对盐摄入的控制。

减盐降压，每天低于 6g 盐

相关指南规定成年人不论男女，每天的盐摄入量都应低于 6g。为了减盐降压，我们有必要知道自己每天的盐摄取量，但是精确的数值恐怕无从知晓。

大家都吃过外卖，各种佐料一大堆，口味也比较浓厚。曾经有个不成文却比较有效的实验指出：老百姓分口重口轻，可以侧面反映出每天的盐摄入量。给你一份外卖，如果你觉得咸淡正合适比较好吃，说明你每天摄入的盐量在 14g 左右；如果你觉得外卖有点咸但是还可以，说明你每天摄入的盐不低于 7g；小部分口轻的人直言吃不了外卖，他们每天摄入的盐才有可能在 6g 以内。由此大家可以简单辨别自己每天的盐摄入量。

饮食上限盐需潜移默化

首先，尝试做"风味菜肴"，这样无盐的调料就能派上用场。比如口味清淡，或以酸、辣为主的菜。其中，酸味的调料是减盐过程中的必备品！主妇们在做鱼时，可以用柠檬汁和香醋替代酱油。一方面，酸味能够调动食欲，再者醋本身也是一种很好的降血压佳品。另一方面，我们还可以选择性地用胡椒粉、香辣调味料等佐料来代替部分食盐。因为刺激性的香辛料能够弥补相对清淡的口味缺憾，同时也让菜肴的味道变得更加丰富。

尽管我一再强调饮食要清淡，但说到底盐还是得吃的，不过我们应当在潜移默化中改善饮食习惯。下次买盐可挑选一下"天然盐"，比起精盐矿物质元素更均衡。另外，也要适当注重那些有"减盐、少盐"标识的酱油、蚝油、鱼露、番茄酱等调味品，尤其是包装签上明文阐述"减少氯化钠、增添氯化钾"字样的商品为首选。

○ 聊一聊 ○

我有一个习惯，就是每月月初都会将上月的门诊患者做一汇总和归纳，年底的时候再进行横纵向的对比，基本就能看出这一年来门诊的大致情况和病种分类。最近因为要准备演讲题目，我就翻看了上半年的记录，其中出现频率最高的词汇就是"高血压"。说起来也让我哭笑不得：病例中的这位高血压患者看完病之后拿出了一坛子自制的酱豆腐赠予我，说这是他们平时餐桌上的必备美味，还不忘嘱咐我一次只能吃 1～2 块，因为太咸了……

诚然我国民众几百年养成的生活习惯，喜食腊味、咸菜等都已经根深蒂固了。但是我觉得健康的生活理念还是要宣传和推广，即使大家做不到一朝改头换面，也可以抽丝剥茧点滴着手，毕竟健康也是长时间"养"成的嘛。

挑着吃，控制尿酸护血管

> 努力成为自己最喜欢的那种人，就算不能成功，至少
> 也会喜欢这样努力的自己。

应该说这些年痛风的发病率明显增高，而且年轻化趋势明显。可能是因为听过太多关于痛风的新闻报道，人们也有些"谈风色变"。

一对青年夫妇远道而来，找我调理他们的痛风。两人的年龄都是三十出头，看上去也并无异常。然而交谈时妻子描述丈夫的痛风情况，却难掩眼神里的恐惧和不安。经过详细的病史咨询和检查过往的化验数据之后，发现病情并没有他们想象的那么糟糕，甚至都不用打针吃药就能够得到改善。

实话实说，这对三十多岁的夫妻在青壮年就有高尿酸的情况，确实有些过早过高了。不过临床上类似的病例非常多，也不一定"非要治疗"。其实只要注意饮食可能就有非常好的效果，但是吃什么喝什么，确实学问多多。

为什么说痛风是"富贵病"？

痛风，本质上是高尿酸血症发展到尿酸盐结晶沉积导致的一种重要病症，严重者可引发心血管、肾脏的损伤。痛风与饮食有着莫大的关联，医学上一直将其与放纵吃肉、吃海鲜和喝酒等联系到一起，并且很早的时候人们就观察到限制饮食有助于痛风管理。

近年来人们的生活水平明显改善，餐桌上的鸡鸭鱼肉和生猛海鲜逐渐多了起

来，有更多年轻人在 30 岁左右就出现高尿酸血症甚至是痛风。由此可见，合理膳食势在必行。

尿酸与嘌呤

尿酸是嘌呤的主要代谢产物之一，因此，对痛风的治疗更多聚焦在排除含较多嘌呤的食物上。虽然嘌呤无处不在，人们也很难完全遵从苛刻的饮食清单，但是仍可以通过必要的饮食控制进行疾病管理，梳理一下该吃什么、不该吃什么、多吃什么和少吃什么。

高尿酸血症和痛风患者的饮食原则主要包含以下六个方面：

- 减轻体重　超重会增加痛风发作的风险，减轻体重可降低发病概率。
- 复合碳水化合物　蔬菜、水果、全谷物食品，少吃甜度大的糕点。
- 少油　减少动物油的摄入。
- 限制蛋白摄入　限制鸡、鸭、鱼肉的摄入，每天最多 2 ~ 3 两。
- 足量饮水　多饮水有利于尿酸排泄和减少痛风发作。
- 避免饮酒　酒精在体内的代谢会增加尿酸的生成，且影响正常的尿酸排泄。

除了那些动辄暴饮暴食的朋友，正常人一日三餐的量是差不多的，吃的蔬菜水果多了，肉自然就摄入得少了。可见这六条就是要求大家改善生活习惯，保持一个合理的体重，饮食切忌大荤，少喝酒或不喝酒。

值得一提的是，除了外源尿酸，人体内代谢也会生成，所以加强排泄是很关键的，最好的办法就是多喝水，特别是苏打水。

选什么蔬菜和水果？

不少人建议高尿酸和痛风患者应限制所有富含嘌呤的食物，个人觉得这种做法有些极端。当然，若从整体上看蔬菜的嘌呤含量确实比海鲜等要低，所以少吃海鲜是有道理的。但是不可否认某些蔬菜的嘌呤含量也不少，如芦笋、豆类（尤其是干制品）、花菜、蘑菇等，因而也不能放得太开。过往大家都是这么遵从的，但是后来种种研究发现，即使常吃这些高嘌呤的蔬菜，也并没有明显增加患者痛风发病或复发的风险，所以，患者在进食蔬菜方面是不需要忌口的。而且与其关注蔬菜中的嘌呤多少，不如关注其中的钾元素——有利于促进尿酸的排泄，富含钾的蔬菜可以适当增加一些。

至于水果，嘌呤含量大都比较低。不过研究表明，水果中的果糖进入体内可引起 ATP 消耗，形成大量 AMP（腺嘌呤核糖核苷酸），活化嘌呤代谢酶的活性，使得尿酸生成增多。因此，无论一次性摄入大量果糖或长期较多量消耗均可导致血尿酸升高，可能潜在诱发血压、血糖、血脂水平升高等作用，也有少数临床研究提示果糖与肾脏病有相关性。所以，水果虽好，但不能多吃。另外有一些研究显示，吃樱桃可以减少痛风发作风险，因此，樱桃可以作为一种优选。

如何烹饪更健康？

单从营养的角度来讲，生吃蔬菜、水果对于其中的维生素、活性成分的保留更多，因而适合做成沙拉的可以生吃。只是对那些脾胃虚弱的人来说，做熟了吃更好一些。且生吃多少也有些细菌感染的风险，所以对清洗浸泡工作是一大考验。

清炒、蒸煮是我个人比较推崇的烹饪方式，而根茎类的蔬菜蒸一下，既保留原味，又不会增添油脂。

有高尿酸血症和痛风的人，比较需要注意的是做汤和火锅。因为嘌呤溶于水，鸡、鸭、鱼肉煮过后，很多嘌呤都被释放到了汤里。在门诊上接触的很多痛风患者，他们多数都有喝汤的习惯，各种大骨汤、肉汤和海鲜汤一应俱全。然而连肉带汤喝，不仅吸收了过多的嘌呤，连带很多油脂也一并吃下去了，这是非常不可取的。我们不妨反其道而行，该煮还是煮，但是不要喝汤。

○ 聊一聊 ○

糖尿病、高血脂经过多年的宣传，大众对这两种病的知晓率和关注度已经有了明显提升。并且在医生的督导之下，患者们也比较能够按照医嘱改善生活习惯。高尿酸血症和痛风的病例过往不是特别多，这些年有增加和年轻化的趋势，因此，受到的关注也越来越多。只不过大家要充分理解疾病的发生发展的机制，既不能捕风捉影，更不能因噎废食，正常的生活还是要继续的。

防治心血管疾病的妙招——好睡眠

优质的睡眠，是一件很幸福的事情。祝福我们工作一天后能做个酣畅淋漓的好梦，让自己跟期望和预想更近一步。

每当患者要我给出修身养性的建议时，我都会说一句"早睡早起"。然而看了《全球睡眠报告》后发现"我错了"。该报告调查了全球50多个国家的200多万志愿者，居然没有一个国家的平均睡觉时间早于晚上11点！中国虽然不是最晚的，但也熬过了12点。

后来想想，我也完全不能保证"早睡早起"，既然"己所不欲"，还怎么"施于人"？大概除了善意的提醒之外，无数证据也表明，优质的睡眠确实对身体综合机能的运转非常重要。而对于那些心血管疾病患者来说，睡眠更是一个不可忽视的关键点。

门诊上有很多60岁左右的高血压患者，他们多数常年服用降压药。有不少人表述自己经常失眠，辗转反侧难以入睡。王大爷是我的老患者，最近很长一段时间备受失眠困扰。他说："我一般睡一觉醒后就很难再合上眼了，又困又睡不着真难受，有时候不得不吃安眠药。后来孩子们说安眠药易成瘾，我就不再吃药。现在白天也昏沉沉的，做什么事都没有劲头。更为闹心的是血压也出现了明显的波动，这是不是跟睡眠不好有关？"

先说说什么是"睡眠"

都是闭着眼睡觉，可是有些人会做梦，有些人则不记得自己有做梦。再者有些人睡醒后精神焕发，有些人醒了却昏昏沉沉。也有一些年长者表示自己每天要睡 10 个小时才行，而有些人一天可能 6 个小时就够了。不同人的睡眠要求和质量差别很大，因为小小的"睡眠"包含了很多复杂的医学原理和特殊的机制。

睡眠不是简单的"闭上眼"，而是一个"运动过程"：健康的人睡觉时会首先进入"浅睡"，持续一段时间后进入"深睡"，然后过一段时间再进入"浅睡"……总之睡眠就是在浅睡和深睡间反复更迭。这种更迭有明确的规律性，以保证人体既能在睡眠中充分的休整，又不至于一睡不醒。但随着年龄不断增大，这种规律会日渐失去平衡，睡眠时间和质量不再像年轻时候那么适度。对于那些有心血管疾病的人来说，这个规律就更趋于支离破碎，且睡眠中更容易出现呼吸失调、心律失常和心肌缺血等，甚至更严重的情形。

中华医学会组织专家多年研究得出规律：不论年龄、性别还是人种，只要存在睡眠障碍，就意味着有一定罹患心血管疾病的风险！可见睡眠与心血管疾病是能够互相影响的。同理，来自美国的一份流行病调查显示：20% 的心肌梗死和 15% 的心源性猝死都发生在"午夜到早晨 6 点"这一时段，也间接证实了睡眠的重要性。

睡眠与心血管疾病的关联

睡眠质量差不仅仅是直观感受上的头晕、乏力，对心血管功能的影响也很明显。比如长期睡眠质量低下，容易导致血压、心输出量出现波动，有些人的肺动脉也会因为睡眠中的呼吸不畅异常收缩，诸如心律失常和心梗等发生率也会有明显增加，而这一系列问题反过来还会加重睡眠质量的恶化。所以，如果原来睡眠正常的人，突然较长时间段内睡眠质量下降，也要高度怀疑自己是否存在高血压、高血糖及其他心血管方面的疾病。

睡眠与高血压

睡眠不正常的人，其身体和大脑都得不到充分的休息，血压也不得不持续维持在一个相对较高的水平，久而久之就会适应这种不正常，但这种适应是迫不得已和非健康的。

在老年人群和肥胖人群中，"呼吸睡眠暂停"较为常见，特别是那些打鼾震天响的人，亦是影响睡眠质量的重要原因之一。睡眠暂停会导致机体的暂时缺氧，只不过这类频繁的缺氧会刺激人体释放更多的血管紧张素，然后反复不断地刺激血管，长此以往血管平滑肌就会增生而变得肥厚，为高血压的发生提供了进一步的温床。

睡眠与冠心病

人在刚刚入睡时，整个身体放轻松，心率和冠状动脉中的血流也会有轻微下降，冠脉中的阻力会增加。而冠心病患者因为冠脉中有狭窄，所以血流流通更加不畅。如果此后仍睡睡醒醒，则会进一步加重心脏的负担，引起心肌生物电的不稳定性，影响心肌的正常收缩和心律。有些呼吸暂停还会导致低氧血症，引发血管内皮损伤、交感神经极度兴奋等，而这些不良结局都是诱发冠心病的重要因素。

睡眠与心力衰竭

人即使睡得很沉，心血管系统依旧受中枢神经的支配，这一点毋庸置疑。睡眠质量差的人往往容易被唤醒，正常的浅睡和深睡亦不能合理运转。因此，许多有害的物质积留在身体内无法排除，对心血管系统是一大威胁。研究发现，深受失眠折磨的人患心力衰竭的危险会比正常人增加3倍！

前文已讲睡眠与血压的利害关系，当血压持续升高时即会加重左心室的负担，导致心肌肥厚，继而引起心腔的扩大，出现心衰症状。大部分心衰患者在发病前一个月，只有一半左右的人会出现胸部不适、胸痛症状，而绝大多数患者都会出现或轻或重的失眠，特别是女性群体尤为突出。所以，有类似症状的人应该注意了。

　　简而言之，高质量充足的睡眠有利于恢复体力和抗衰老，促进生长发育、提高自身免疫力和记忆力，还能在较大程度上避免高血压等心血管疾病。同样，长期熬夜所造成的机体损伤也是显而易见的，诸多研究均已证实熬夜是年轻人猝死的重要诱因和危险因素，为此，我们失去了很多耳熟能详的优秀青壮年。

为提高睡眠质量支大招

● 体温降一降　即使是夏天，也建议睡前 1 小时洗个温水澡或泡个热水脚，使身体升温。这样上床后体温会逐渐下降，这一过程更容易产生困意。

● 睡前勿喝咖啡、茶和酒　咖啡和茶都有提神作用，睡前不宜喝。关于酒精的疑问则要多一些，虽说酒能加快入睡，但也更容易使人在睡觉过程中惊醒。所以睡前还是只喝牛奶吧。

● 选对食物加速困意　高蛋白有助于清醒，碳水化合物则有助于睡眠。所以，早餐和午餐宜多吃高蛋白食物，晚餐应提高碳水化合物的占比，如粗粮、蔬菜和水果。

● 科学地打盹　时机：把睡觉和起床作为一个时段的两个端点，其中心点就是最佳打盹时间，例如，22 点睡觉，6 点起床，那么中心点就是下午 2 点，此时打盹最科学；时长：30 分钟为宜；方式：不一定非要睡着，闭目养神、静坐、发呆都可以，只要放空大脑、放松身心就可以。

● 睡得多不一定效果好　一个完整睡眠周期大概需要 90 分钟，一觉最好满足睡上 4 ~ 5 个周期，当然周期的时长因人而异。

● 肌肉紧绷 - 放松练习　按照从头到脚的顺序，在与呼吸节奏保持一致的前提下，依次绷紧、放松身体的各个部位。一次坚持 15 ~ 20 分钟，则有助于获得一个高质量的睡眠。

● 心理暗示　床上尽量不要做不相干的事情，如果实在睡不着，就起来做点力所能及的事情，直到产生新的睡意为止。

● 薰衣草有助于睡眠　睡前平躺，做五个深呼吸，让自己平静下来后，然后开始冥想自己可能在一片空旷的田野里……另外，睡前 30 分钟洒一点薰衣草精油在枕头上，可以帮助提高睡眠质量。

○ 聊一聊 ○

　　大部分患者朋友的惯性思维是"经年累月吃某种药一定会上瘾，且上瘾必然引起不利后果"。乍一听似乎也没有什么不对，可是仔细推敲还是有诸多疑问。

　　在我看来，首先尽量不要让自己"沦落"至需要"经年累月吃药"这一地步。这就需要我们早发现早治疗，如果能通过改善生活习惯达到理想效果，也就无须用药了，比如很多心血管问题就是这么解决的；再者，年纪很大的叔叔阿姨即使上瘾，我觉得也不是就不能吃。比如失眠，有很多八十多岁的患者不吃药根本就无法入睡，考虑到可以享福的时间可能也就剩下十年八载的，我个人觉得这种"成瘾"在某种程度上或许也是值得的。当然，吃什么药、吃多少药，还需要主治医生根据患者的实际情况判断，如果是自己胡乱服药成瘾就另当别论了。

她热爱运动，却命丧运动！

人生若茶，生活似水，水能让茶由苦变甜，生活的磨砺能使人超越苦难，破茧化蝶！

20世纪50年代，毛主席下达了"发展体育运动，增强人民体质"的批示，誓把"东亚病夫"的帽子摘掉！一时间全国掀起了强身健体的风潮，甚至发展到现在形成了庞大的体育产业。

尽管我鲜有时间参加体育运动，但也是铁杆球迷一枚。里约奥运会上中国女排勇夺冠军，着实惊艳了一把。我看了零星的几场录像，不禁想起当年"铁榔头"跟美国主攻海曼隔网对轰的震撼场景！然而兴奋之余也不得不慨叹，如今郎导还在赛场上指点江山，海曼却只能留存在记忆里了。

一代巨星带着未尽的事业走了，只剩下夺走生命的"元凶"供人探究——运动性猝死！可惜历史悲剧总是频频上演！2015年美国HRS会议专门设置了有关运动性猝死的专题，主持人念出了一长串因运动猝死的知名运动员，在场的专家们唏嘘不已。

海曼不孤单，世人皆惆怅

无独有偶，2012年11月份广州大学生参加马拉松比赛突发猝死；在北京协和医院病例讨论会上，安贞医院报告了清华大学高材生打篮球突然昏迷，后因心肌梗死导致的多脏器衰竭不治身亡。

　　诸如此类的例子不胜枚举，可以看到运动性猝死并不是专业运动员的特例，也无年龄大小之别。因此，了解运动性猝死势在必行！

什么是运动性猝死？严重吗？

　　运动性猝死是一种运动性疾病，是人在运动中或运动后立即出现了相关症状，最终发生的非创伤性死亡。运动性猝死多因心肺功能问题造成。

　　心源性猝死是运动性猝死的主要表现形式，如心肌炎、先天性冠状动脉畸形、心肌肥厚等。如上文所述打篮球的大学生被送往医院后检查，确诊为先天性冠状动脉开口畸形，最终导致心脏前壁大面积心肌梗死。

　　有统计显示，我国每年因为猝死的患者大约在 50 万，近 80% 发生在家中，20% 发生在路上或公共场所。其中青少年约占 30%，男性多发，约为女性的 4 倍。运动性猝死涉及运动项目很广，几乎各个领域都有沾边。我曾经在报纸上看到一组调查数据，我国排名前三位的分别是跑步（33.98%）、足球（10.68%）、篮球（8.74%）。

运动性猝死皆因"运动过量"吗？

　　一个"热爱运动、体能充沛"的年轻人为什么会命丧运动？

　　常说运动是良医，运动是良药。不假，人在运动时会有一种亢奋感。这是因为副交感神经张力降低，交感神经张力加强，运动激素不断上升后刺激心跳增快的结果。与此同时，房室传导的改变使得心肌耗氧量增加，心舒张期缩短，血流流入冠状动脉的时间也变短。当然，该生理过程对健康人而言，即使是高强度一般也只会引起良性心律失常（如早搏），通过及时的休息就能复原。

　　运动性猝死并非简单的运动过量，各种心脏疾患是造成严重后果始作俑者，这也是"心源性猝死"在猝死中占比高的主要原因，可是谁能担保经常运动的人、有着良好体质的运动员就没有这些病呢？

有些人看上去特别健壮，实际情况是某些心脏疾病早已存在，只不过风平浪静时不显山露水，只在运动后心脏负荷增加到一定程度，病变部位才有可能出现问题，特别是当心脏无法承受时也就会出现严重的心脏事件。搞体育的也都很慎重，在对出现心脏症状或体征的运动员评估时，判断潜在心脏病的有无意义重大！

如何觉察可能的潜在心脏病？

对年轻人来说，潜在的心脏病大都是心脏结构性问题，如肥厚型心肌病、先天性冠状动脉畸形，以及主动脉破裂、主动脉瓣狭窄和冠心病等。

如何早发现早预防呢？

1.在心脏听诊时可闻及粗糙的收缩期杂音，就要着重考虑肥厚型心肌病，可以通过超声心动图检查确诊。

2.还有一些人在发生猝死前表现出晕厥或心绞痛等症状，那么患有先天性冠状动脉畸形的可能性较大。目前冠状动脉畸形可以通过手术矫正，因此，在出现临床可疑症状时，应尽早进行心脏超声、核磁及冠脉造影等临床检查。

3.心肌炎患者在心肌炎的急性期和康复期皆可发生猝死，因此，一旦确诊心肌炎，至少要康复6个月才能开始运动。

4.冠心病在年轻运动员猝死中的比例不算高，却是绝大多数35岁以上运动员猝死的最主要原因之一。

如何让运动更为合理、科学？

"较真"的人会通过健康筛查和问卷调查精打细算。如那些专业运动员，冬训开始前都会参加体检，有专门的心肺功能测试。当然，普通人在运动前即使不做健康筛查，也至少要有这样的意识。

选对适合自己的运动

● 确定自己是否适合运动　老人、糖尿病、严重心律不齐、过于肥胖、家族中有心脏病史、脑血管意外病史、猝死病史、既往有心脏病史、晕厥病史及高血脂、高血压、糖尿病或冠心病家族史的人，不要长时间剧烈运动；如果运动中出现胸痛、胸闷、头痛、头晕、异常疲劳等情况，必须马上停止训练并及时就诊。

● 选好时间　人在寒冷时血管收缩，会增加心脏负担，容易出现心脏问题。所以，冬季理想的锻炼时间为下午 3 ~ 4 点。如果天气好的话，可以选择户外运动，也可以参加室内篮球、排球、羽毛球、游泳、动感单车等项目。要避免阴霾、空气质量不好外出运动。另外，心脏病患者游泳时要选择温差不是很大的游泳馆，千万别冬泳！

● 要做就做科学运动　运动前充分热身，适应激烈的环境，运动间歇适量补充水分。运动中不宜盲目坚持，一旦出现不适症状应及早终止运动，如面色苍白、口唇紫绀、大汗淋漓、晕厥、胸痛、胸闷、胸部压迫感、眩晕、眼前发黑、头痛等。

○ 聊一聊 ○

　　科学训练，防患未然。举个例子：不常锻炼的人跑 400 米，保持在 2 ~ 3 分钟，心率 130 ~ 150 次 / 分较合理，时间能持续半小时以上即可，一般人运动不宜超过 50 分钟。平时锻炼充足的人，可以自行决定锻炼时间。另外，"阶段递增运动量"安全性更高，也就是循序渐进，在身体能承受的情况下逐步增加运动量。

管控情绪，别让心"碎"了

> 成功的秘诀就在于懂得怎样控制痛苦和快乐这股力量，而不为这股力量所反制。

　　有一年春节是在北京过的，没给春运添堵算是变相做了件好事。可是眼瞅着好友们阖家团圆，我的心里也是五味杂陈。年前航拍广州火车站人山人海，天寒地冻也挡不住回家的赤诚，直教人热泪盈眶、感慨万千……感动，是因为家的召唤；担心，是因为对家的惦念。

　　春节期间还是接诊了一些病例，有两位"应激性心肌病"的患者给我留下了深刻印象。

　　一位中年大姐开车回家，不幸发生车祸。好在车祸本身并未制造太大伤亡，但是大姐却在当场因胸痛喊叫，随即出现疑似心梗和心绞痛的症状。紧急送往医院检查，确诊为应激性心肌病，而车祸就是初步诱因。大姐和家属都被这突如其来的"心病"惊出一身冷汗。我也很惊讶，毕竟若不是急救及时，很可能落下终身遗憾。

　　那么问题来了，应激性心肌病到底是怎么回事？为何这么惊险？

　　"应激性心肌病"是一种不怎么常见的心脏病，致病因素有很多，该病还有几个别名：心碎综合征和心尖球形综合征。对于应激性心肌病的发生机制众说纷纭，尚缺乏统一认识。不过大部分专家的一致推测是：心理或身体上的强烈应激会造成交感神经过度兴奋，体内释放大量的儿茶酚胺。研究发现，应激性心肌病的患者体内儿茶酚胺水平甚至比某些急性心梗患者体内的水平还要高，容易引起受儿茶酚胺介导的某些心脏毒性物质作用于左心室并产生局部损伤，最终使得心尖部收缩功能出现障碍而发病。

应激性心肌病的表现突出在"应激"上

1. 发病突然，发病前往往有突出的心理应激或躯体应激情况，如剧烈争吵、突然听到噩耗或身体创伤等。

2. 一旦发病，其临床表现酷似急性心梗，心电图有类似急性心梗的变化，如 ST 段抬高、T 波倒置及异常 QS 波等，因此，极易被误诊为急性心梗或急性冠脉综合征。

3. 患病人群以中老年女性居多。据日本相关研究报道，女性应激性心肌病的发病率是男性的 6 倍!

乐极易生悲

上文提到的精神刺激多数是消极的，"乐极生悲"则是其中的特例。我曾经接诊过一位赵阿姨，她 80 多岁高龄，平时有高血压、胸闷等症状。年前参加老年组广场舞大赛，带队拿了优胜奖。回到家摆放好奖杯，邀了小伙伴们一起"瞻仰"，相谈甚欢之际突然出现胸痛并放射到背部，老姐妹一看不妙又揉胸、又捶背，嘱托其赶紧躺下休息……

据赵阿姨回忆说当天胸痛持续了 5 个小时，第二天早晨醒来仍有胸闷、胸痛等不适症状，最后在家人的强烈建议下到医院就诊，最终确诊为应激性心肌病。好在赵阿姨比较幸运，她的病症不严重。但是想想，第一时间没有去医院也是非常不明智的! 这里有一些救急技巧告诉大家。

对于应激性心肌病，基本治疗原则同"充血性心力衰竭"的救治方法差不多，比如及时的吸氧、利尿和扩血管等。但是要注意不能使用强心剂，可以考虑给予能够减慢心率、减轻心肌收缩力的负性肌力药物，如 β 受体阻滞剂，以及血管紧张素转换酶抑制剂和阿司匹林等。

有条件的需在医院积极进行冠状动脉造影，以指导鉴别诊断和治疗。患者经过治疗症状会逐渐得到缓解，接下来要通过随访以观察预后。患者停服药物的情况下无胸闷等不适，行心脏彩超显示心脏大小及功能正常，往往预示预后良好。

一般来说经过积极有效的治疗，应激性心肌病患者多数在发病后 3 ~ 7 天左心室射血功能基本恢复正常，3 ~ 4 周后能够恢复至病前状态，当然恢复较慢的患者也需半年甚至更长时间。

为什么应激性心肌病偏爱"女性"？

研究发现，应激性心肌病 90% 发生于绝经后的妇女。诸如经济紧张、自然灾难、愤怒、重创等都是导致疾病发生的重要诱因，但仍有约 30% 的患者无明显诱因。当然，积极的情感也能导致应激性心肌病，不过相关的病例少之又少，赵阿姨是我了解的唯一一个此类病例。

由于绝大多数被报道的病例为女性患者，因此，我们也考虑雌激素可能是影响该病发生发展的重要角色。目前已知雌激素有调节儿茶酚胺的作用，而绝经期妇女雌激素分泌相对不足，似乎也侧面印证了绝经期妇女容易发生应激性心肌病的症结所在。

应激性心肌病能够预警吗？

应激性心肌病患者多半会出现胸闷、心痛、背痛等一系列症状，这与某些常见的心脏病如冠心病、急性心梗的症状很像，但细究起来也还是有不同的表现。

心梗患者发病前大都会有反复活动后胸闷胸痛等先兆，且多数有高血压、高脂血症、吸烟和家族史等一至多项危险因素，心梗发作时一般也要持续半小时以上。而应激性心肌病患者的心脏病症状往往持续更长时间甚至一整天，且还可能伴有失眠、口干、出汗等症状，最最重要的是有应激病史！

> ○ 聊一聊 ○

伟大的军事家拿破仑曾言：能控制好自己情绪的人，比能拿下一座城池的将军更伟大。和平时期，自然不需要我们扛着枪到前线攻城略地，最现实的问题是如何保持健康。然而，恐惧、疑虑、自责、压抑、愤怒、失望……潜藏在每个人的身体里。研究指出，70% 以上的人会遭受到情绪对身体器官的攻击，其中应激性心肌病更像是一个异类——出其不意，攻其不备。

日常情绪的稳定显然更重要，能够帮助我们远离慢性病，所以，大家要做情绪的主人！

附

救命的心肺复苏术图解

在救护车来之前，挽救患者生命，需做好下面六个操作步骤：

一、评估现场环境

施救者观察现场环境情况，可评估事件性质、是否还存在潜在危险，做好防护措施，保证施救者和患者的安全。

二、判断患者有无意识和呼吸

轻拍患者双肩，并大声呼唤，如果患者没有反应，立即通过观察其胸部有无起伏来判断是否还有呼吸。检查颈动脉搏动，方法是：一手食指和中指横放在甲状软骨上，向一侧滑动到胸锁乳突肌前缘，即是颈动脉的位置。如果颈动脉没有搏动，说明心脏停止跳动。一旦患者意识丧失、没有呼吸、颈动脉无跳动，迅速通知旁边的人或自己拨打急救电话（120或999），联系医疗急救（图1、图2）。

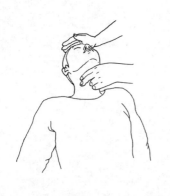

图1

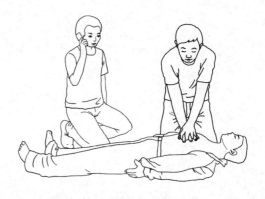

图2

三、将患者放至复苏体位

联系好医疗急救后，随即准备心肺复苏术。第一步是将患者放至复苏体位，即仰卧位（患者的头、颈、腰、髋部必须在一条直线上，无扭曲或弯曲）。如果发现患者处于卧位，施救者可将其上肢向上伸直，将远侧的腿搭在近侧的腿上（图3）。然后，一只手固定住患者后颈部，另一只手固定在远侧腋窝部位，用力将其整体翻动成仰卧位（图4、图5、图6）。注意，不能在患者头下垫东西，避免气管梗阻和减少头部血流灌注。

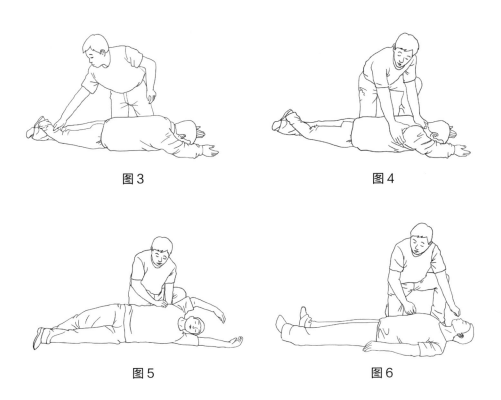

图3

图4

图5

图6

四、胸外心脏按压

施救者跪在患者身体的一侧，两膝分开与肩同宽，手臂垂直于地面，一只手掌根部放在患者两乳头连线的中点，中指压在远侧的乳头位置（图7），两手重叠，十指交扣（图8）。以髋关节为轴，利用上半身的重量，垂直按压患者的胸骨，注意按压过程中，手掌根部不能离开胸壁，手臂保持垂直状态（图9）。按压要求：向下按压胸壁厚度的1/3，或按压深度至少5～6厘米，按压频率不少于100次/分（最好100～120次/分）。向下按压后放松，要使患者的胸廓完全扩张。

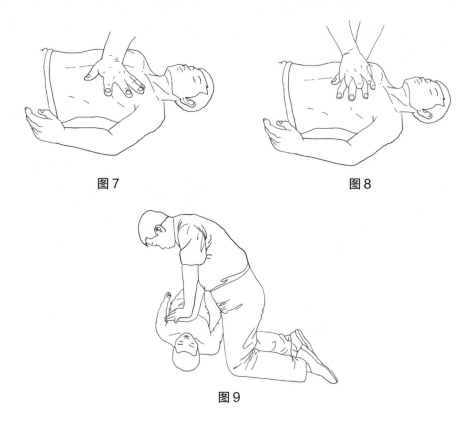

图7　　　　　　　　　　　　　　　　　　图8

图9

五、开放气道

当人意识丧失，尤其是心跳停止后，全身的肌肉张力下降，咽喉部和舌头会后坠，很可能会阻塞气道，阻碍呼吸。故在急救中需开放气道，通畅呼吸。方法是：一只手的小鱼际放在患者前额并下压，另一只手的食指和中指将患者的下颌部上提，头往后仰，鼻孔向正上方（图10）。再次观察患者的胸腹部有无起伏，以判断其在胸外按压后有无呼吸（图11）。

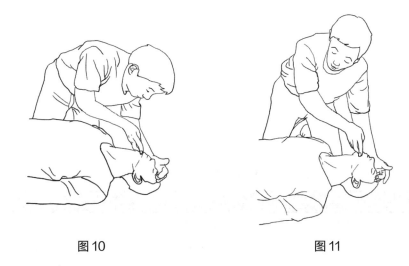

图 10　　　　　　　　　　　　　图 11

六、人工呼吸

开放气道后，如果没有呼吸或仅有喘息样呼吸，接下来进行口对口吹气。方法是：用食指和中指捏住患者双侧的鼻翼，并用自己的嘴包住患者的嘴，向里面连续吹气 2 次（图 12）。每吹气 1 次，侧头换气 1 次，并松开捏着鼻翼的手指（图 13），继而第二次吹气。要求吹气持续 1 ~ 2 秒，不宜时间过长，见到患者胸部有明显起伏即可，以免造成患者胃部膨胀。

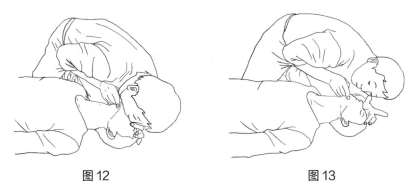

图 12　　　　　　　　　　　　　图 13

注：胸外按压与人工呼吸比例为 30∶2，也就是说，胸外按压 30 次后，就要做口对口人工呼吸 2 次，这是一个循环，通常需要做 5 个循环（约 2 分钟）。做完之后，要检查患者颈动脉是否有搏动。如果颈动脉有搏动，说明心跳恢复，可以停止胸外心脏按压；如果没有搏动，继续按压。

血压、血脂、尿酸参考值

表 3　高血压诊断一般参考值

血压类别	高压（mmHg）	低压（mmHg）
理想血压	120 左右	80 左右
正常血压	< 130	< 85
正常高值	130 ~ 139	85 ~ 89
轻度高血压	140 ~ 159	90 ~ 99
临界高血压	140 ~ 149	90 ~ 94
中度高血压	160 ~ 179	100 ~ 109
高度高血压	> 180	> 110
单纯收缩性高血压	> 140	< 90
低血压	< 90	< 60

表 4　血脂一般参考值

种类	参考值（mmol/L）
总胆固醇（TC）	2.8 ~ 5.17
甘油三酯（TG）	0.56 ~ 1.7
男性 – 高密度脂蛋白胆固醇（HDL–C）	0.96 ~ 1.15
女性 – 高密度脂蛋白胆固醇（HDL–C）	0.90 ~ 1.55
低密度脂蛋白胆固醇（LDL–C）	< 3.4

表 5　尿酸一般参考值

性别	参考值（μmol/L）
男性	208 ~ 428
女性	155 ~ 357